Thai-Kinderyoga

Für Louis und alle Kinder und Jugendlichen dieser Zeit.
Mögen wir euch eine Welt hinterlassen, in der ihr glücklich und in Frieden leben könnt!

Sandra Walkenhorst

THAI Kinderyoga

Entspannen durch achtsame Berührung und Blockaden lösen

Meyer & Meyer Verlag

Thai-Kinderyoga

Bibliografische Information der Deutschen Nationalbibliothek

Die Deutsche Nationalbibliothek verzeichnet diese Publikation in der Deutschen Nationalbibliografie; detaillierte bibliografische Details sind im Internet über <http://dnb.d-nb.de> abrufbar.

Auckland, Beirut, Dubai, Hägendorf, Hongkong, Indianapolis, Kairo, Kapstadt,
Manila, Maidenhead, Neu-Delhi, Singapur, Sydney, Teheran, Wien

Member of the World Sport Publishers' Association (WSPA)

Gesamtherstellung: Print Consult GmbH, München

MIX
Paper from responsible sources
FSC® C084279

ISBN 978-3-8403-7662-7
E-Mail: verlag@m-m-sports.com
www.dersportverlag.de

INHALT

Teil B: Thai-Kinderyoga

Teil C: Praktische Übungen

VORWORT

von Thomas Bannenberg

Hirnforscher fanden bereits vor 25 Jahren die wissenschaftliche Bestätigung für die pädagogische Erkenntnis, dass eine verlässliche Beziehung die Basis jeder menschlichen Entwicklung ist: motorisch, sozial, emotional und intellektuell. Doch in Zeiten von Ganztagsbetreuung und vielfältigem Termindruck bleibt es im Alltag häufig bei einem eher oberflächlichen Kontakt für Kinder und deren Eltern.

Wie schön, dass Sandra Walkenhorst mit Thai-Kinderyoga eine Methode entwickelt hat, die sich nicht nur einfach gut anfühlt, sondern die es auf leichte Weise, ohne großen Aufwand, ermöglicht, seinem anvertrauten Kind mehr zu geben. Und das Schöne dabei – gibt man jemandem bewusst etwas Gutes, so fühlt man sich auch als „Geber" besser.

So ist Thai-Kinderyoga mehr als nur eine Methode, es ist eine Möglichkeit, sich selbst und seinem Kind näherzukommen, Beziehung respektvoll und liebenswürdig zu gestalten – gerade auch dann, wenn Worte nicht reichen.

Liebevolle Hände und achtsam ausgeführte Berührung lassen spüren, dass Liebe und Anerkennung fließen – der beste „Nährstoff für die Seele", nicht nur für Kinder.

Ich wünsche Ihnen angenehm berührende Erfahrungen mit diesem Buch und Thai-Kinderyoga.

Heidelberg, im Frühjahr 2019

Thomas Bannenberg
Diplom-Sozialpädagoge und
Leiter der Kinderyoga-Akademie

VORWORT

von Tobias Frank

Die Magie der Berührung wiederentdecken

Berührung ist für mich magisch. Magisch, weil sie uns Glücksgefühle schenkt. Sie hilft uns, loszulassen und zu entspannen. Sie stärkt unser Immunsystem und heilt erwiesenermaßen Körper und Seele. Wissenschaftlich ließe sich dies unter anderem durch die Ausschüttung der Neurotransmitter Oxytocin und Serotonin erklären.

Doch ich bin fest davon überzeugt, dass Berührung mehr ist, als wir jemals in Worten ausdrücken, intellektuell erklären oder wissenschaftlich beschreiben können. Denn Berührung ist Ausdruck von Liebe. Einer Liebe, die keine Bedingungen und Einschränkungen kennt – genauso wie die Liebe einer Mutter zu ihrem Kind.

Und tatsächlich ist es so, dass uns jede liebevolle Berührung tief in unserem Innern an die erste Berührung unseres Lebens erinnert. Die Berührung unserer Mutter, die uns Halt und Sicherheit geschenkt hat, wenn wir als Säugling schutzlos in eine neue und uns fremde Welt geworfen werden.

Die Botschaft einer jeden achtsamen und liebevollen Berührung ist: Du bist angenommen und geliebt, genau so, wie du bist. Ich bin fest davon überzeugt, dass sich jeder Mensch tief in seinem Innern nach einer solchen bedingungslosen Liebe sehnt – gerade heute in Zeiten der Leistungsgesellschaft. Denn deren Grundsatz ist „Liebe gegen Leistung", Wertschätzung und gesellschaftliche Anerkennung gibt es zumeist nur noch gegen äußeren Erfolg. Und viele Menschen tappen in die Falle permanenter Selbstoptimierung und selbst auferlegten Leistungsdrucks.

Eine Folge davon ist die wachsende Zahl seelischer Erkrankungen, wie Burn-out oder Depression. Während die westliche Medizin immer größere Fortschritte macht, wenn es um die Heilung des physischen Körpers geht, steht sie der wachsenden Zahl seelischer Erkrankungen machtlos gegenüber.

Unsere Kinder sind vielleicht diejenigen, die von dieser erschreckenden Entwicklung am meisten bedroht sind. Wenn Kinder beispielsweise schon im Kindergarten, statt zu spielen, schon die erste Fremdsprache lernen sollen, wird ihnen der Raum zum Kindsein genommen. Auch in der Schule wächst das Curriculum, statt einem Schulfach „Entspannung" oder „Informationsbewältigung" wird noch mehr gepaukt.

Umso wichtiger ist es für uns Erwachsene, unseren Kindern Räume frei von Leistungsdruck zu schaffen und die Erfahrung von Loslassen und bedingungsloser Liebe zu ermöglichen, indem wir ihnen achtsame Berührung schenken.

Thai-Kinderyoga ist eine der besten Möglichkeiten dazu. Denn du brauchst keinerlei Hilfsmittel, außer deine eigenen Hände. Es ist sehr leicht und intuitiv zu erlernen und kann bei einer Vielzahl von Gelegenheiten angewendet werden – sei es im „professionellen Kontext", wie in einer Kinderyoga-Stunde, wie auch natürlich privat.

Daher bin ich Sandra Walkenhorst sehr dankbar dafür, dass sie ihr Wissen nun in Form dieses Buchs einer breiten Öffentlichkeit zugänglich macht. Persönlich durfte ich bei verschiedenen Unterrichtsgelegenheiten schon erleben, wie Sandra andere Menschen inspiriert. Sie lebt, was sie unterrichtet. Denn Sandra hat sich ihr eigenes Kindsein bewahrt und ihre Freude und ihr Lachen ist ansteckend.

Dadurch schafft es Sandra, nicht nur Kinder und Jugendliche, sondern auch viele Erwachsene in Kontakt mit sich selbst zu bringen. Denn auch wir Erwachsene dürfen es uns erlauben, von Zeit zu Zeit zu spielen, uns gegenseitig zu berühren oder auf andere Art und Weise einander Gutes zu tun.

Das ist vielleicht das größte Geschenk, was wir unseren eigenen Kindern machen können: sie durch unser eigenes Beispiel zu inspirieren und ihnen die Werte vorzuleben, die uns wichtig sind. Achtsame Berührung statt permanenter Berührung unserer Touchscreens von Smartphones und Computern. Freude und liebevolle Präsenz, statt Dauerstress, Unruhe oder Gereiztheit auszustrahlen.

Deshalb hoffe ich, dass Thai-Kinderyoga dich dazu inspiriert, liebevolle Berührung deinen eigenen oder fremden Kindern und auch dir selbst zuteilwerden zu lassen. Und ich hoffe, dass dir dieses Buch den Zugang in die faszinierende Welt der achtsamen Berührung eröffnet. Eine Reise, auf der du nichts verlieren, aber vieles gewinnen kannst und in der viele Überraschungen auf dich warten.

Berührung ist ein Geschenk, was zu kostbar ist, um es für uns allein zu behalten. Daher wünsche ich mir von dir, dass dieses Buch nicht nur dein Bücherregal verziert, sondern dass du es tatsächlich benutzt.

Verstehe es als eine Art Spielanleitung! Wichtiger als das WAS, d. h., eine möglichst präzise Ausführung der Technik, ist das WIE, d. h., deine Präsenz, deine Liebe und die Qualität deiner Berührung.

Habe keine Angst davor, irgendetwas falsch zu machen, sondern lies es als Einladung mit der Neugier und der spielerischen Unschuld eines Kindes. Denn Kinder fragen sich nicht, ob sie etwas können oder nicht können oder wie eine Technik korrekt ausgeführt wird. Sie fangen einfach an, zu spielen und auszuprobieren.

In diesem Sinne wünsche ich dir viel Freude beim Lesen, beim Spielen und Berühren! Und ich bin mir sicher, dass du dabei den einen oder anderen magischen Moment erleben wirst.

Tobias Frank ist Gründer von Thai Yoga, Autor des Buches „Thai Yoga. Körper und Seele berühren" und Vorsitzender des Netzwerks Berührung e. V.

EINFÜHRUNG

Ich möchte einige Worte vorweg an dich, lieber Leser, richten. Erst einmal meinen herzlichen Dank, dass du dieses Buch gekauft hast und dich für das Thema interessierst. In einer Welt, in der wir heute mehr Berührung mit unseren Smartphones, als mit echten Menschen haben, liegt mir sowohl das Thema Berührung als auch die Zukunft unserer Kinder sehr am Herzen. Deshalb gibt es dieses Buch.

Dieses Buch ist einerseits ein Fach-, aber auch ein Praxisbuch. Es soll alle Menschen, die mit Kindern leben und arbeiten, dazu ermutigen, mehr achtsame Berührung in die Welt zu tragen und Kinder auf ihrem Weg, ein selbstbewusstes Leben mit vielen Ressourcen und starken Wurzeln, die sich mehr und mehr in Flügel verwandeln dürfen, zu unterstützen. In meiner langjährigen Arbeit mit Kindern und Jugendlichen wie auch in den Kursen, Ausbildungen und Coachings, die ich geben durfte, hat sich die Anrede „du" bewährt, weshalb ich sie auch für dieses Buch gewählt habe. Wir rücken ein Stück zusammen, indem wir etwas für unsere Kinder tun und da fühlt sich ein „Du" für mich stimmig an. Ich hoffe, für dich auch!

Dieses Buch ist, wie bereits erwähnt, für alle, die mit Kindern leben und arbeiten. Gleichgültig, ob du Kinderyogalehrer, Erzieher, Lehrer, Pfleger, Mama oder Papa bist. Thai-Kinderyoga lässt sich wunderbar in alle Bereiche integrieren. Mir liegt es fern, irgendwelche Dogmen aufzustellen oder eine bestimmte Gruppe auszugrenzen, deshalb noch einmal in aller Deutlichkeit: Thai-Kinderyoga kann für alle Menschen ein Gewinn sein.

Die Techniken, die ich in diesem Buch beschreibe, sind erprobt an Kindern ab dem Grundschulalter bis zur Adoleszenz. Für jüngere Kinder bedarf es sicher einiger Veränderungen, weshalb ich dieses Buch ab dem Grundschulalter empfehle. Thai-Kinderyoga ersetzt keinen Arzt oder Therapie und wird in der Regel am gesunden Körper durchgeführt. Die Autorin übernimmt keinerlei Verantwortung für die Ausführung der Techniken. Die Durchführung erfolgt auf eigene Verantwortung.

Dieses Buch ist unterteilt in einen theoretischen und in einen praktischen Teil, wobei der Schwerpunkt eindeutig auf der Praxis liegt. Du findest im Praxisteil Kinder und Jugendliche unterschiedlichen Alters und Geschlechts, sowie eine Mutter mit ihrer Tochter und einen Vater mit seinem Sohn. Zusätzlich gibt es noch einen Spezialabschnitt für Teenager.

Ich bin der Auffassung, dass es für die Praxis wichtig ist, ein paar Informationen und Methoden in seinem Köfferchen zu haben, um besser zu verstehen, warum manche Dinge sind, wie sie sind. Diese findest du im Theorieteil zu Beginn des Buchs. Wenn wir verstehen, wie Kinder sich entwickeln und was sie brauchen, um zu einem zufriedenen Erwachsenen heranzureifen, dann fällt uns auch der Transfer in die Praxis meist viel leichter. Falls du tiefer in einzelne Themen eintauchen möchtest, habe ich im Anhang Bücher und Internetseiten hierzu aufgeführt. Hier findest du alle Theorien bzw. erwähnten Bücher und Autoren wieder. Da einige Informationen noch aus meinem pädagogischen Studium oder meinen eigenen Fort- und Weiterbildungen stammen, habe ich hierzu Internetseiten gefunden, über die du nähere Informationen zu einzelnen Theorien oder Personen finden kannst.

Ich hoffe, du findest Inspiration und neue Ideen in diesem Buch. Viel Freude am Tun.

VORWORT

Als Thai Yoga zu mir kam, wusste ich sofort, dass ich ein fehlendes Puzzleteil für mich gefunden hatte. Es ist eine große Bereicherung, sowohl für meine Arbeit als auch für mich privat.

Ich bin ein haptisch veranlagter Mensch und habe schon immer gerne berührt. In meiner Tätigkeit als Sozialpädagogin, in der Arbeit mit Menschen mit besonderen Bedürfnissen, war dies schon immer ein wichtiger Besatandteil, sowohl im pflegerischen Kontext als auch im Alltagsgeschehen. Denn gerade Menschen mit erhöhtem Pflegebedarf werden zwar häufig im Rahmen der notwendigen Pflege berührt, jedoch hat dies häufig einen eher „mechanischen" Charakter.

Als ich später die Ausbildung zur Kinder-Yogalehrerin machte, durfte ich immer wieder erleben, dass die Kinder meine Nähe suchten und in der Entspannung gerne bei mir lagen oder sich gegenseitig genüsslich mit Igelbällchen, Federn oder Ähnlichem massierten. Auch in der Arbeit mit Erwachsenen konnte ich feststellen, dass eine liebevolle Berührung, ein sanftes Handauflegen, ein kleiner Assist den meisten Menschen sehr guttat und oft wurde die Nackenmassage zum Schluss der Stunde in *Savasana* (Rückenlage zur Endentspannung) gewünscht.

Ehrlich gesagt, hatte ich mir nie wirklich Gedanken darüber gemacht, warum ich gerne berühre oder berührt werde, es war für mich einfach normal. Doch ich stellte mehr und mehr fest, dass meine Auffassung, dass Berührung ganz natürlich und sehr wichtig ist, nicht unbedingt sehr verbreitet war. Während meiner Ausbildung zur Yogalehrerin begann ich, mich vermehrt mit dem Thema zu beschäftigen. So war dann die logische Konsequenz, eine Thai Yoga-Ausbildung zu machen. Was mich dort wirklich erwartete, konnte ich mir nicht in seiner Gänze vorstellen.

Diese fünf Tage haben tatsächlich mein Leben verändert. Klingt umfassend und das ist es auch! Ich hätte mir nicht im Entferntesten vorstellen können, was diese „Arbeit" mit mir macht. Ich werde nie vergessen, dass ich im abschließenden Gespräch mit meinem Lehrer sagte, dass ich nicht wüsste, was ich besser fände, zu geben oder zu empfangen. Schon innerhalb der Ausbildung war mir klar, dass, Berührung in die Welt zu bringen, meine Passion werden würde. Vor allem dieses Feld auch den Kindern zu erschließen, war eines meiner ersten Anliegen.

Während der Ausbildung habe ich mein neu erfahrenes Wissen sofort abends an meinen Mann und meinen Sohn weitergegeben, die beide total begeistert waren. Mein Mann als psychologischer Berater und Coach hat sofort festgestellt, dass diese Art, den Körper zu berühren, zu bewegen und zu mobilisieren, einen besonderen Wert hat. Denn unser Körper speichert Gefühle, Erfahrungen, Erlebnisse und auch Stress in der Tiefe. Selbst wenn wir uns mit unseren Schattenanteilen, Erlebnissen etc. gut auseinandersetzen, so finden sie sich doch auch immer noch, ohne dass wir uns dessen bewusst sind, in unserem Körper wieder.

Mein Sohn hatte früher viel Spaß am Kinderyoga, doch mit 11 Jahren wurden andere Dinge interessanter und Yoga hatte keinen so großen Stellenwert mehr. Doch Thai Yoga war für ihn ein wunderbares Geschenk, das ich fortan am liebsten täglich ausüben könnte und das hat sich bis heute nicht verändert.

So begann dieser wunderbare Weg, den ich mit großer Freude und viel Liebe zum Tun gehen darf. Ich freue mich jedes Mal, in das entspannte Gesicht des Empfängers nach einer Session zu schauen oder wenn ich Menschen im Rahmen der Ausbildung auf ihrem Weg begleiten und diese kleine Flamme entzünden darf.

In diesem Buch werde ich dir erzählen, worum es bei Thai-Kinderyoga geht. Vor allem möchte ich dir praktische Übungen an die Hand geben, die du sofort in deinem privaten Umfeld oder auch in deiner Arbeit mit Kindern umsetzen kannst. Die Namen einiger Techniken stammen im Übrigen von meinen Yogakindern. Es wird auch ein bisschen Theorie geben, denn ich bin der Überzeugung, dass wir Menschen (einschließlich uns selbst) und deren Bedürfnisse besser verstehen, wenn wir wissen, wie z. B. unser Gehirn funktioniert und warum wir eben sind, wie wir sind.

Zu verstehen, wie wir uns entwickeln und wie sich unsere Welt in den letzten Jahren, teils deutlich, verändert hat, soll zeigen warum Thai-Kinderyoga ein hilfreiches Tool für unsere Kinder und schlussendlich auch für uns Erwachsene in unserem täglichen Umgang sein kann. Außerdem werde ich mich auch mit dem Thema „Berührungsverbot" auseinandersetzen, das in einige Institutionen bereits Einzug gehalten hat.

Ich werde darauf eingehen, warum Berührung so wichtig ist und ich werde den Alltag der Kinder von heute beleuchten. Da Yoga ein wichtiger Teil meines Lebens und auch von Thai-Kinderyoga ist, wirst du auch einiges aus dem Yoga erfahren. Mit dem einen oder anderen Thema werde ich mich kritisch auseinandersetzen. Mir geht es nicht darum, dich von meiner Meinung zu überzeugen, denn jeder sollte seine eigene Position finden. Doch ich möchte dich einladen, offen und neugierig zu sein. Vielleicht ein bisschen wieder Kind zu werden und dich einzulassen auf ein neues, vielleicht auch anderes Erleben.

Zur Veränderung gehört immer auch Mut. Also wünsche ich uns allen, mutig zu sein, immer wieder zu hinterfragen und nicht alles als gegeben hinzunehmen, einerlei, wer oder was behauptet wird. Jeder hat seine eigene Geschichte und sein eigenes Erleben und hier erfährst du einiges über mich und wie ich Dinge erlebt habe und/oder jetzt erlebe. Vielleicht inspiriert dich der eine oder andere Gedanke.

Vielleicht bereichert dieses Buch dein Familien- und/oder Arbeitsleben. Vielleicht bringt es Mut zur Veränderung und weckt die Lust, Neues zu entdecken. Ich wünsche mir, dass das Buch dazu beiträgt, mehr Berührung in die Welt zu bringen und dass du Freude daran hast! Lasse dich berühren.

Berührte Haut erinnert sich. Immer.

Sandra Walkenhorst im Frühjahr 2019

STIMMEN ÜBER THAI-KINDERYOGA

Das sagen die Teilnehmer der Aus- und Weiterbildungen über Thai-Kinderyoga

„In meinem Beruf nehme ich achtsame Berührung tagtäglich als eine Grundvoraussetzung und Ressource für sichere Bindung, Beziehung und Kommunikation wahr.

Kinder erfahren und begreifen unsere Welt ganz ursprünglich und selbstverständlich aus dem Grundbedürfnis physischen Kontakts mit anderen Lebewesen und der dinglichen Umwelt heraus; entwickeln Selbstbewusstsein, (Selbst-)Vertrauen und Sicherheit im Spüren, Halten und Gehaltenwerden, erleben Bedürfnisse und Emotionen sowie die Kraft des eigenen Wirkens.

Hier knüpft Thai-Kinderyoga für mich an und bietet die Möglichkeit, die in unserer Gesellschaft immer mehr verloren gehende Verbundenheit mit uns selbst, anderen Menschen und ‚dem großen Ganzen' (zurück-)zugewinnen, zu pflegen und weiter zu kultivieren. Kinder, Eltern, Kolleg*innen und alle Interessierten können sich auf eine wunderbar berührende Reise begeben und im Miteinander ihre eigene Natur (wieder-)entdecken.

Ich durfte im Thai-Kinderyoga ein weiteres, wertvolles Puzzleteil für meine Arbeit mit Menschen finden.

Für ihre Inspiration und ihr liebevolles Engagement, Thai-Kinderyoga in die Welt hinauszutragen, bin ich Sandra in Verbundenheit und von Herzen dankbar!" (Benjamin O., (Fach-)Erzieher (für Integration), Kinder-Yogalehrer, Ausbildungsabsolvent)

„Thai-Kinderyoga ist nicht nur körperliche Berührung, sondern es sind Herzen – die Seelen, die sich tief berühren." (Lara B.-H., Kinder-Yogalehrerin, Ausbildungsabsolventin)

„Keep this energy, it's wonderful", bekam ich zu Hause zu hören und es passte zu meinem Gefühl, tief berührt worden zu sein. Da wurde etwas in mir zum Schwingen gebracht, ins Fließen ... etwas sehr Harmonisches." (Tina D., Ausbildungsabsolventin)

„Du hast es dir zu deiner Aufgabe gemacht, Liebe und Licht, Berührung und Leichtigkeit in die Welt zu tragen. Du hast so eine natürliche und herzliche Art, deine Erfahrungen und dein Wissen weiterzugeben. Und gleichzeitig schaffst du so eine warmherzige Atmosphäre in deinen Kursen. Die perfekte Mischung aus Fortbildung, Wellness für Körper und Seele und Austausch mit Gleichgesinnten. Bitte mache weiter so." (Dominique W., Sozialarbeiterin, Yogalehrerin, Ausbildungsabsolventin)

„Diese wundervolle Ausbildung zum Unterrichten von Thai-Kinderyoga hat meine Seele zum Leuchten gebracht. In den drei Tagen, in denen du uns voller Wärme durch die Grundlagen des Thai-Kinderyoga geleitet hast, hatte man zu keiner Zeit das Gefühl, dass man sich in einer Ausbildung befindet, sondern dass wir lernen, in unserem Körper zu sein und mit den Händen zu spüren und mit dem Herzen zu fühlen. Das war ein großes Geschenk, was ich immer mit mir trage und nicht nur in den Kinder-Yogastunden anwenden kann, sondern für einfach alle Lebensbereiche. Du hast gezeigt, dass Berührung glücklich macht und das muss unbedingt schon bei den Kleinsten beginnen, denn sie sind unsere Zukunft und können den Umgang untereinander damit ein Stück liebevoller gestalten. Danke dafür." (Sabrina M., Yogalehrerin, Ausbildungsabsolventin)

„Mehr oder weniger kam ich durch Zufall zu deiner Weiterbildung ‚Thai-Kinderyoga'. Doch als ich in verschiedenen Zeitschriften und Artikel von dir über Thai-Kinderyoga gelesen habe, wurde der Wunsch in mir immer größer, diese Weiterbildung zu besuchen. Was mich dann erwartete, ist mit Worten gar nicht zu beschreiben. Ich habe drei wunderbare und vor allem entspannte Tage mit wunderbaren Menschen erleben dürfen.

Ich bin sehr dankbar für diese Zeit und dass ich Thai Yoga kennenlernen durfte." (Nicole A., Kinder-Yogalehrerin, Ausbildungsabsolventin)

„Empathisch, charismatisch, kompetent und sehr liebevoll – Sandra ist dafür prädestiniert, Thai-Kinderyoga in die Welt zu tragen!" (Silke S., Yogalehrerin, Thai-Yogalehrerin)

„Die Ausbildung ‚Thai-Kinderyoga' berührte mich emotional auf einer ganz tiefen Ebene und traf mitten ins Herz. Thai-Kinderyoga macht für mich eine Kinder-Yogastunde erst komplett. Bedingungsfreie, wohlwollende Berührungen zu schenken, zuzusehen, wie sich die Kinder dabei mehr und mehr entspannen, genießen und sich fühlen lernen, erfüllt mich mit ganz großer Dankbarkeit und Freude." (Antje S., Yogalehrerin, Ausbildungsabsolventin)

„Das bedingungslose Erleben von Berührung beim Thai-Kinderyoga schenkt das Gefühl von Liebe, Vertrauen und diese wunderbar tiefe Entspannung. Ein großes Geschenk für mich persönlich, meine Arbeit und sicher auch für unsere Gesellschaft." (Christine G., Yogalehrerin, Thai Yoga-Bodyworkerin)

Teil A

Theoretische Grundlagen

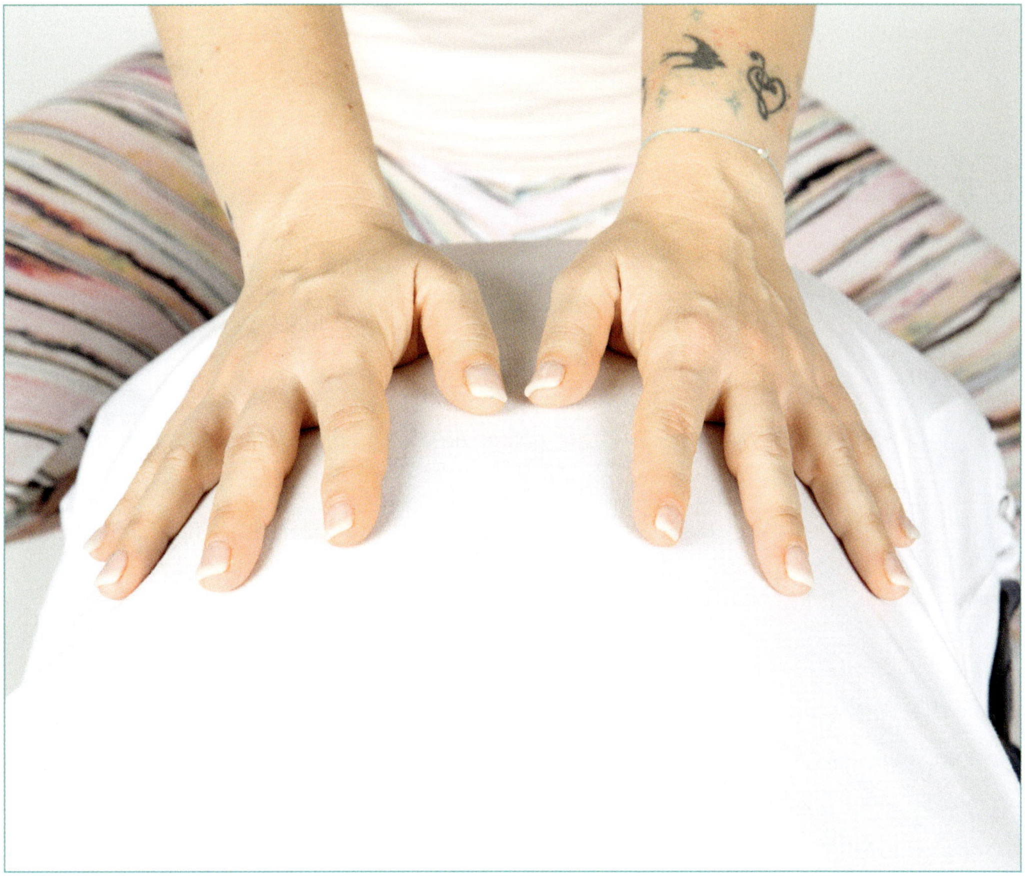

1

BERÜHRUNG

Im Duden findet sich folgende Erläuterung:

Berühren

1. (mit der Hand) einen Kontakt herstellen; anrühren, ohne fest zuzufassen; streifen;
2. kurz erwähnen;
3. in bestimmter Weise auf jemanden wirken; jemanden beeindrucken

(www.duden.de/rechtschreibung/beruehren).

Berühren hat also laut Duden drei unterschiedliche Bedeutungen. Zum einen das ganz praktische (haptische) Berühren mit der Hand. Die zweite Bedeutung ist eine rein verbale: Wir berühren etwas durch das kurze Erwähnen, quasi indem wir ein Thema streifen. Und schließlich das, sagen wir mal, Berühren des Herzens oder der Seele. Wenn jemand etwas Schönes und Liebevolles über uns sagt, sind wir berührt durch dessen Worte.

Spannenderweise finden wir dies ebenfalls bei dem englischen Wort „touch". Auch hier kann das tatsächliche Anfassen, aber auch das gefühlsmäßige Be- oder Angerührtsein, gemeint sein. Für mich hat Berührung im besten Fall beide Qualitäten: das rein haptische Berühren der Haut, aber auch das Berühren von Herz und Seele.

1.1 Berührung als Kommunikationsform

Berührung gehört zu den elementaren Kommunikationsformen. Wir kommunizieren über Berührung. Sicher kennst du das auch, dass eine aufgelegte Hand auf deinem Arm ganz unterschiedliche Qualitäten haben kann. Sie kann sowohl Mitgefühl als auch liebevolle Zuwendung ausdrücken oder vielleicht auch eine ermutigende oder beschwichtigende Geste sein. Hierfür benötigen wir keine Worte, allein die Berührung reicht aus, um uns fühlen zu lassen, was unser Gegenüber ausdrücken möchte.

Diese Kommunikationsform nutzen auch Tiere, sie verständigen sich mitunter hauptsächlich über Berührung. Wer eine Katze oder einen Hund als Haustier hat, kann das sicher bestätigen. Zärtliche Berührung findet auch zwischen Mutter und Kind im Tierreich statt. So lecken Hunde und Katzen ihre Neugeborenen, dies hat nicht nur den Zweck, sie zu säubern, sondern ist auch eine liebevolle Geste, die Bindung schafft, sowie Zugehörigkeit und Wohlgefühl hervoruft.

Noch ein Beispiel aus unserer Menschenwelt: Du hast dir gerade das Knie am Tisch gestoßen. Was tust du? Ich würde wetten, dass du ganz intuitiv die schmerzende Stelle reibst, streichelst. Genau das tun wir auch bei anderen. Hat sich dein Kind verletzt, wirst du es auch tröstend in den Arm nehmen und über die verletzte Stelle reiben (vorausgesetzt, sie blutet nicht ...) Eine besondere Form dieser Art der Kommunikation findet sich bei taubblinden Menschen, die in der Regel vollkommen auf diese Art zu kommunizieren angewiesen sind. Hier werden z. B. Buchstaben in die Hand geschrieben, um zu kommunizieren.

1.2 Tastsinn, unser wichtigster Sinn?

Warum funktioniert Berührung als Kommunikationsform überhaupt? Hierzu ist es hilfreich, ein bisschen in die Biologie einzutauchen. Wir besitzen fünf Sinne: sehen, hören, riechen, schmecken und fühlen. Der Tastsinn ist der erste Sinn, der sich entwickelt. Wir fühlen über unsere Haut. Sie ist unser größtes und ältestes Sinnesorgan. Bei einem erwachsenen Menschen bedeckt sie fast zwei Quadratmeter Fläche und wiegt ca. fünf Kilogramm.

Hinzu kommt, dass wir in der Lage sind, all unsere Sinne quasi auszuschalten. Alle, bis auf den Tastsinn! Du kannst deine Augen schließen, um nichts zu sehen. Du kannst den Mund schließen, um nichts zu schmecken. Du kannst die Ohren verschließen, um nichts zu hören und du kannst deine Nase verschließen, um nichts zu riechen. Aber die Haut abschalten, um keine haptischen bzw. taktilen Reize mehr zu erhalten, ist nicht möglich.

Zwar gibt es Erkrankungen, die partiell Teile der Haut nicht mehr fühlen lassen oder auch psychische Erkrankungen, die das Spüren hemmen, bis hin zum „Nicht-mehr-Spüren". Doch willentlich kannst du diesen Sinn nicht abschalten. Im Gegenteil, unser Tastsinn ist der einzige Sinn, der uns bis zum Tod voll erhalten bleibt. Während andere Sinne bisweilen schwächer werden (vor allem das Sehen und Hören), bleibt unsere Haut ein Leben lang empfänglich für Reize. Deshalb ist Berührung in jedem Alter wichtig!

Beim Tasten sind rund 600-900 Millionen Rezeptoren in Aktion, eine wahre Flut an Informationen, die wir hierbei erfahren. Was unsere Haut noch dazu so spannend macht, ist, dass sie Reize in beiderlei Richtung fühlbar machen kann. Zum einen natürlich das Spüren der Haut. Die Reaktion geht über die Nervenleitbahnen zum Gehirn und lässt uns das Gefühlte einordnen, z. B. ob die Berührung angenehm ist oder nicht, eventuell auch Informationen zur Temperatur, Stärke der Berührung etc.

Das Ganze funktioniert aber auch andersherum. Wenn dir kalt ist, bekommst du eine Gänsehaut. Wenn du dich schämst, bekommst du möglicherweise rote Wangen, wenn du gestresst bist, vielleicht hektische Flecken. Unser Körper ist wirklich ein Wunderwerk in all seinen Funktionen und Vernetzungen.

An dieser Stelle möchte ich noch eine Begrifflichkeit klären. In der Erklärung über unseren Tastsinn nannte ich bereits die Begriffe *taktil* und *haptisch*. Als *haptischen Reiz* bezeichnet man den Reiz, den du quasi selbst erzeugst, indem du etwas anfasst (z. B. die Hand deines Kindes). Ein *taktiler Reiz* hingegen ist der Reiz, den dein Kind spürt, wenn du seine Hand anfasst, also passiv.

Der Leipziger Tastsinnforscher Martin Grunwald (2017) ist einer der wenigen Forscher weltweit auf diesem Gebiet. Ein Grund hierfür ist möglicherweise, dass unser vorherrschender Sinn das Sehen geworden ist. Grunwald kann dies indes nicht nachvollziehen. Er ist der Überzeugung, dass wir Menschen den Hautkontakt brauchen. Wir würden uns nicht im Raum zurechtfinden, hätten keine Begrenzung und wüssten nicht sicher, dass wir existieren. Noch dazu nutzen wir viele Begrifflichkeiten, die mit unserem taktilen System verbunden sind, z. B. Fingerspitzengefühl, etwas begreifen, zum Greifen nahe sein, mir geht etwas unter die Haut, um nur einige zu nennen.

Ein wirklich spannendes Thema, das sich noch unendlich weiter besprechen ließe, aber dies soll ja kein Biologiefachbuch sein, deshalb mag dieser kleine Exkurs ausreichend sein.

TIPP

Nimm dir einen Moment, um bewusst die Berührung der Haut wahrzunehmen, streiche z. B. mit einer Feder über den Arm, dann mit einem Waschlappen oder mit einem anderen Material. Was passiert bei Wärme oder Kälte? Spüre deine eigenen Körperempfindungen. Welchen Unterschied macht es, wenn du dich selbst berührst oder eine andere Person?

2

BERÜHRUNG IST LIEBE

Wie schon erwähnt, ist unsere Haut unser größtes Sinnesorgan. Tagtäglich berühren wir Hunderte von Dingen: in unserer heutigen Zeit leider häufig eher technische Geräte als andere Menschen. Tatsächlich „streicheln" wir unser Handy meist länger und häufiger am Tag als einen anderen Menschen. Ganz schon erschreckend – oder?

Aber von vorn: Warum ist Berührung so wichtig?

Wir leben neun Monate geschützt und umhüllt im Bauch unserer Mutter. In dieser Zeit entwickeln sich nach und nach unsere Sinne. Unser Tastsinn (taktiles System), die Tiefenwahrnehmung (kinästhetisches System), sowie der Gleichgewichtssinn (vestibuläres System) bilden gemeinsam ein System, das uns die Fähigkeit schenkt, zu fühlen und zu tasten. Der sogenannte *taktile Sinn* ist in der embryonalen Entwicklung der erste aller entstehenden Sinne. Es ist die Fähigkeit, über die Sinneszellen in unserer Haut wahrzunehmen. Der Tastsinn bildet sich innerhalb der ersten

12 Wochen am ganzen Körper aus, sodass ein Embryo ab dann schon ein recht gutes Gefühl für seinen Körper entwickelt hat.

Mittels Ultraschalluntersuchungen kann man sehen, dass der Embryo bereits früh Kontakt zu seiner Umgebung sucht, z. B. mit der Nabelschnur spielt, den Daumen zum Mund führt oder durch Bewegung die Begrenzung des Raums (des Mutterleibs) erkundet. Sicher spürt das ungeborene Kind auch eine liebevoll aufgelegte Hand, z. B. von Mutter oder Vater.

Die Tiefenwahrnehmung, auch *Kinästhesie* genannt, lässt uns Druck und Spannung wahrnehmen, allerdings auf einer anderen Ebene, nämlich in unserem Körperinneren. Hier werden die verschiedenen Informationen, wie Muskelspannung, Gelenkstellung, Bewegung der Gelenke, dann an unser Gehirn weitergeleitet. Ohne diese Art der Wahrnehmung wären wir nicht in der Lage, zu wissen, ob z. B. unser Ellbogen gebeugt oder gestreckt ist, oder in welcher Körperlage (Sitzen, Bauchlage etc.) wir uns gerade befinden.

Der Gleichgewichtssinn gehört zwar streng genommen zu unserem Hörsinn, weil die Reizempfänger hierzu in unserem Innenohr liegen. Und doch spielt unser Gleichgewichtssinn auch für unseren Tast- und Fühlsinn eine nicht unerhebliche Rolle. Hierdurch sind wir in der Lage, die Schwerkraft wahrzunehmen, sowie Geschwindigkeit und Richtung unserer Bewegung. Zusätzlich erfahren wir hierüber etwas über unsere Lage im Raum.

Nach neun Monaten Geborgenheit in Mamas Bauch folgt nach der Geburt erst einmal eine Art Schock. Plötzlich ist das Baby nicht mehr umhüllt, es ist kalt, hell und auf einmal hat der Körper unheimlich viel Platz, was alles nun für reichlich Verwirrung sorgt. Im besten Fall wird das Neugeborene sogleich der Mutter auf den Bauch gelegt und eingehüllt in eine warme Decke.

Diese erste „äußere" Berührung mit der Mutter schafft Verbindung, Geborgenheit, Zugehörigkeit. Quasi unsere erste Umarmung. Sofort beginnt unsere Körper, Botenstoffe auszuschütten, vor allem auch das Bindungshormon *Oxytocin*, welches noch näher erklärt wird. Über unsere taktile Wahrnehmung, über die Haut, nehmen wir nicht nur die Berührung wahr, sondern sie vermag uns zusätzlich noch Gefühle (meist positiver Art) zu vermitteln. Bindung entsteht auch über Berührung.

In den nächsten Wochen erlebt das Neugeborene, wenn alles gut läuft, Bindung und Zugehörigkeit, vor allem über den Körperkontakt, sowie das Sehen (die Bezugsperson schaut das Kind mit liebevollem Blick an) und über das Hören (mit dem Kind wird liebevoll gesprochen). All dies trägt dazu bei, dass eine sichere Bindung entsteht, der Grundstein, um zu einem eigenständigen, glücklichen Menschen heranzuwachsen.

Wir können also festhalten: Unser Tast- und Spürsinn ist unser erster und auch ein wichtiger Sinn. Warum also messen wir ihm mittlerweile so wenig Bedeutung zu?

TIPP

Beobachte einmal bewusst, welcher deiner Sinne Priorität in deinem Alltag hat. Was passiert, wenn du anderen Sinnen mehr Raum gibst?

3

Bindung braucht Berührung

Ein Mensch braucht (Ver-)Bindung. Wir kommen als hilfloses Wesen auf diese Welt und, neben unseren Grundbedürfnissen nach Nahrung, Wärme und Sicherheit, ist *Bindung* das wesentliche Bedürfnis, das befriedigt sein muss. Die ersten neun Monate unseres Lebens verbringen wir in Symbiose mit unserer Mutter, d. h., es gibt noch kein „Ich". Wir erleben uns als Einheit.

Doch dann plötzlich zerreißt diese Einheit. Wir werden geboren und haben den sicheren Hafen des Mutterleibs verlassen. Unfassbar viele Reize strömen auf uns ein: Kälte, getrennt sein, fremde Geräusche, Helligkeit und Luft um unseren Körper. All dies ist verständlicherweise erst einmal eine Art Schock. Dazu kommt, dass wir, rein evolutionär betrachtet, in völliger Abhängigkeit und Unreife geboren werden. Vielleicht werden wir sogar zu früh geboren, doch unser großer Kopf (dank großem Gehirn) würde schlicht und ergreifend nicht mehr durch das mütterliche Becken passen, wenn wir die Reife hätten, die andere Säugetiere bei der Geburt haben.

Das Neugeborene ist lebensnotwendig auf Hilfe und Versorgung angewiesen und es braucht Bindung. Es benötigt die Nähe der Mutter (oder einer Bezugsperson), Geborgenheit, Sicherheit, Berührung. Bindung bedeutet, angebunden sein an etwas, in diesem Fall an meine Bezugsperson(en).

3.1 Menschen brauchen Bindung

Vor noch nicht allzu langer Zeit herrschte die Meinung vor, dass Kinder in erster Linie satt und sauber sein müssten. Vielleicht kennst du auch noch Aussagen früherer Generationen, wie: „Lasse das Kind ruhig schreien, das kräftigt die Lungen." Oder Ähnliches. Heute weiß man, dass dies für ein Kind tatsächlich traumatische Folgen haben kann. Um zu verstehen, warum Bindung für uns Menschen so wichtig ist, werden wir einen kleinen Exkurs machen.

John Bowlby gehört wohl zu den bekanntesten Bindungsforschern. In seinem Buch *Bindung – Eine Analyse der Mutter-Kind-Beziehung*, welches 1969 erschien, stellt er seine berühmte Bindungstheorie vor. Entgegen der bis dahin führenden Meinung, dass ein Kind gut versorgt ist, wenn es Nahrung und Kleidung hat und man Kinder nicht verzärteln sollte, indem man sie ständig auf den Arm nimmt oder herumträgt, konnte Bowlby zeigen, wie wichtig eine gute Bindung an eine Bezugsperson für einen Mensch ist. (Im Übrigen gilt dies auch für einen Großteil aller Säugetiere!)

Beeinflusst wurde das Umdenken durch ein Experiment von Harry Harlow. Der Verhaltensforscher trennte Rhesusäffchen von ihren Müttern und bot ihnen zwei Ersatzmütter an. Die eine Mutterattrappe war ein einfaches Drahtgestell, das aber Milch geben konnte. Die andere Attrappe war aus Plüsch, allerdings ohne Nahrungsangebot. Kurz gefasst kam dabei heraus, dass die Äffchen die Plüschmami vorzogen und bei Angst Zuflucht bei ihr suchten, wogegen die Äffchen zu der milchgebenden Attrappe keinerlei emotionale Bindung entwickelten. Dieses Ergebnis erschütterte die damaligen Annahmen der Psychologie und war, neben den Beobachtungen seines Kollegen René A. Spitz, ein wichtiger Hinweis für Bowlby.

Der Psychoanalytiker Spitz beobachtete in den 1920er- und 1930er-Jahren Kinder in Waisenhäusern, denen es auf den ersten Blick an nichts zu fehlen schien. Sie hatten Kleidung, Essen und Trinken. Sie waren sauber und in Sicherheit. Und doch starben sie massenhaft. Es fehlte ihnen an emotionaler und sozialer Zuwendung. Spitz wurde vor allem durch seine *Hospitalismusforschung* bekannt. Auf diesen Grundlagen entwickelte Bowlby seine Theorie, dass Babys ein Bedürfnis nach Bindung haben.

Seine Mitarbeiterin Mary Ainsworth vertiefte Bowlbys Erkenntnisse weiter und versuchte, Bindung messbar zu machen. Sie entwickelte hierzu den bekannten „Fremde-Situationen-Test". Anhand dieses Testes kristallisierte sich eine Unterscheidung in vier Bindungstypen heraus, die auch heute noch in Psychologie und Pädagogik gelehrt werden.

Dies alles hier aufzuführen, würde jedoch den Rahmen dieses Buchs sprengen. Mir geht es um ein Grundverständnis, dass Bindung essenziell, also lebensnotwendig, ist.

3.2 Sicher angebunden sein

Die gute Nachricht ist, dass tatsächlich die meisten Kinder in den Tests als „sicher angebunden" abschneiden. Allerdings sei hierzu noch erwähnt, dass sich ein Kind in der Regel an die Person bindet, die am meisten verfügbar ist, und das unabhängig davon, welchen qualitativen Wert diese Beziehung hat. Das bedeutet, dass auch vernachlässigte Kinder ihre Bezugspersonen immer lieben und ihre Nähe und Verbindung suchen.

Der bekannte Kinderarzt Dr. Renz-Polster (2009) beschreibt dies sehr deutlich, indem er sagt, dass die Beziehung einer Bezugsperson (Mutter) zu ihrem Kind komplett abreißen kann, umgekehrt jedoch nicht!

Doch wie entsteht diese Bindung? Es kann davon ausgegangen werden, dass hier Instinkte eine wesentliche Rolle spielen. Das Baby spürt quasi unbewusst seine Hilflosigkeit und die Benötigung eines Versorgers. Doch im Gegensatz zu anderen (Säuge-)Tieren verfügen sie in den ersten

Monaten noch über eine gewisse Flexibilität. Sie binden sich in der Regel an denjenigen, der am häufigsten verfügbar ist. Zusätzlich sind Menschenkinder in der Lage, sich an mehrere Personen zu binden, wobei hier trotzdem eine Rangordnung stattfindet.

Bedeutet z. B. erste Wahl beim Trösten ist Mama, wenn sie nicht da ist, kann das Papa auch, wenn er auch nicht greifbar ist, darf das auch Oma usw. Berührung trägt wesentlich zur Bindung von Mutter und Kind bei. Stress wird durch Berührung gemindert (und das nicht nur bei uns Menschen).

3.3 Oxytocin, das Glücks- und Bindungshormon

Wusstest du, dass eine Berührung von ca. 20 Sekunden ausreicht, um ein natürliches Antidepressivum, mit dem Namen *Oxytocin*, auszuschütten? Ein Hormon, das mittlerweile vielfältig erforscht ist und wird.

Oxytocin spielt eine wesentliche Rolle bei der Geburt sowie später auch beim Stillen. Es wird davon ausgegangen, dass es beruhigt und ein Wohlgefühl erzeugt und somit auch die Bindung stärkt. Man schreibt diesem Hormon auch zu, dass es bei vermehrter Ausschüttung eine positive Auswirkung auf die Vertrauensbildung hat, was ja gerade in der Bindung/Beziehung zu Kindern ein wesentlicher Faktor ist.

Ganz einfach gesagt, macht es uns glücklich, denn bei einer liebevollen Berührung werden Hormone wie Dopamin und Serotonin (umgangssprachlich auch Glückshormone genannt) ausgeschüttet, Blutdruck und Herzfrequenz sinken. Außerdem beruhigt es unser vegetatives Nervensystem und wirkt direkt auf den Parasympathikus (das ist der Teil des Gehirns, der für Entspannung zuständig ist, sozusagen die Bremse im System). So lässt sich der positive Effekt und die Wichtigkeit von Berührung also auch wissenschaftlich erklären. Und das alles ganz ohne Nebenwirkungen, ist das nicht wunderbar?!

4

Bitte berühren – oder lieber nicht?

Wie wir bereits erfahren haben, ist Berührung essenziell für uns und unsere Gesundheit. Doch woher weiß ich, was angemessen ist und was nicht? Nehmen wir ein Beispiel: In deinem Umfeld, Kurs, o. Ä. beginnt ein Mensch zu weinen. Du weißt nicht genau, wieso. Was tust du? Bist du sofort mit einer Umarmung zur Stelle? Reichst du ein Taschentuch? Wartest du ab?

Zuerst einmal möchte ich dir sagen, es gibt keine optimale Lösung. Kein Patentrezept, denn es ist von Situation zu Situation und vor allem von Mensch zu Mensch unterschiedlich. Aber wenn wir doch Berührung brauchen, dann sind wir doch am besten mit einer Umarmung zur Stelle, denkst du jetzt vielleicht. Möglicherweise ist das aber gerade zu schnell und/oder zu viel für diesen Menschen. Denn nicht jeder ist in der Lage, Berührung zu ertragen, bzw. es kommt auf die Art und Intensität der Berührung an.

Nehmen wir mal an, dass der weinende Mensch vor uns als Kind kaum Berührung von seinen Bezugspersonen erhalten hat. Vielleicht wurde er/sie kaum gesehen und erhielt nur begrenzt oder gar keine liebevolle Zuwendung. Höchstwahrscheinlich ist dann Berührung nicht die erste Wahl in solch einer Situation. In meinen Ausbildungen taucht immer wieder die Frage auf, was in solch einer Situation zu tun ist. Gerade Menschen aus unserem sozialen Berufszweig neigen dazu, sofort hilfreich umarmend zur Stelle zu sein.

Manche Therapeuten würden hier vom „Zwangsbeglücken" sprechen. Oftmals tun wir das aus der Idee heraus, dem Gegenüber etwas „Gutes tun" zu wollen. Verstehe mich nicht falsch, ich bin der Überzeugung, dass jeder erst einmal nach bestem Wissen und Gewissen handelt. Deshalb ist es, nach meinem Dafürhalten, immer äußerst wichtig, sich selbst zu reflektieren und sich auch mal zu fragen: „Warum tue ich, was ich tue bzw. wie ich es tue?"

Tatsächlich ist es nämlich unter Umständen so, dass wir es einfach nicht aushalten, einen Menschen traurig oder gar weinen zu sehen und deshalb sofort reagieren.

4.1 Mitfühlen, aber nicht mitleiden

Dass wir in der Lage sind, das Gefühl der anderen Person quasi ebenfalls zu fühlen (empathisch, mitfühlend zu sein), liegt in unserem Gehirn. Hierfür sind die sogenannten *Spiegelneuronen* zuständig. Die Spiegelneuronen sind spezielle Nervenzellen im Gehirn, die uns zu mitfühlenden Wesen machen. Wer kennt das nicht? Man sieht, wie sich jemand verletzt und zuckt unweigerlich auch zusammen. Oder das allseits bekannte, ansteckende Gähnen.

Das Einmalige an diesen Nervenzellen ist, dass sie bereits reagieren, wenn wir eine Handlung beobachten. Das heißt, diese Nervenzellen werden nicht nur aktiv, wenn uns selbst etwas geschieht, sondern schon, wenn wir das Geschehen bei einem anderen Menschen wahrnehmen. Wir werden quasi „angesteckt". Dies alles funktioniert gänzlich unbewusst. Doch woher kommt Empathie und hat dies jeder in gleichem Maße?

Früher war man der Ansicht, dass Babys quasi als unbeschriebenes Blatt auf die Welt kommen. Sie können nichts und denken nichts, sind rein instinktgesteuert. Heute sieht man das anders. Es gibt diverse Untersuchungen, die uns heute ein völlig anderes Bild von Babys liefern. Unter anderem auch, dass schon Babys über eine gewisse Moral und Empathie verfügen. Es scheint, als hätten schon die Kleinsten eine Art angeborenen Gerechtigkeitssinn und empathisches Einfühlungsvermögen. Wie ausgeprägt bzw. gefördert dies dann jeweils wird, hängt sehr stark von unserem kulturellen und sozialen Umfeld ab.

Empathie entsteht unter anderem durch eine gelungene Bindung (siehe auch Kap. 3), das soziale Umfeld, die Wurzeln, die ein Kind von seinem Elternhaus bekommen hat und wie wohl es sich in seiner Haut fühlt. Es tragen also viele Faktoren hierzu bei.

Doch es besteht ein Unterschied zwischen dem *Mitfühlen* und dem *Mitleiden*. Wenn wir *mitleiden*, dann leiden wir mit dem anderen und sind somit quasi wie ein Teil von ihm. Das macht uns handlungsunfähig, da wir nicht mehr bei uns selbst sind. Im Gegensatz zum *Mitgefühl*, das uns zwar mitfühlen lässt, aber trotzdem bleiben wir bei uns selbst und erkennen die Trennung zwischen uns und dem anderen, der gerade leidet. Somit bleiben wir in der Lage, dem Leidenden Hilfestellung anzubieten, wir bleiben handlungsfähig.

Kommen wir also zurück zu unserer eigenen Reaktion auf den weinenden Menschen. Es lohnt sich also tatsächlich, sich zu fragen, warum wir immer in einer bestimmten Art und Weise reagieren. Oft höre ich dann: „Ich will helfen" oder: „Ich möchte, dass es dem Menschen besser geht." Wie gesagt, alles gut gemeinte Intentionen, aber nicht immer das, was der andere vielleicht gerade so braucht. Natürlich können wir erst einmal nur von uns selbst ausgehen. Wir bewerten eine Situation aus unserem eigenen Erleben, aus unseren Erfahrungen heraus. Das ist quasi die Brille, durch die wir die Welt sehen.

Und genau so sollten wir es auch für uns bewusst machen: Ich sehe die Welt durch meine eigene, individuelle Brille. Diese Sichtweise entstand durch gemachte Erfahrungen, Bewertungen, Glaubenssätze, Zuschreibungen anderer und vieles mehr. Will heißen, vielleicht hilft mir eine tröstende Umarmung, wenn ich traurig bin, aber ich bin ja nicht der andere Mensch.

Und woher soll ich denn wissen, was dieser Mensch jetzt gerade in dieser Situation braucht? Eine echte Herausforderung. Es gibt den beliebten Spruch, dass man einem Menschen nur bis vor die Stirn schauen kann. Und so ist es auch! Also, was mache ich nun? Ich möchte dem Menschen beistehen, etwas Gutes tun, für ihn da sein. Aber wie?

Fragen!

Frage den Menschen, was er jetzt gerade braucht. Nur so bist du in der Lage, wirklich angemessen auf die jeweilige Situation zu reagieren. Selbst wenn man einen Menschen gut kennt und meint, diesen einschätzen zu können, kann es trotzdem sein, dass wir uns für diese Situation verschätzen.

Kleines Beispiel: Wie du vielleicht im Verlauf des Buchs schon festgestellt hast, bin ich ein sehr haptischer Mensch. Ich liebe Berührung. Ich liebe Umarmungen und auch umarmt zu werden. ABER: Es gibt durchaus Momente, da möchte ich nur alleine sein und bloß nicht angefasst werden. Dann brauche ich Raum für mich und das tatsächlich ganz praktisch, indem man mich in Ruhe lässt. Du siehst, selbst einen sehr berührungsaffinen Menschen wie mich macht man nicht in jeder Situation mit einer Umarmung glücklich ...

Ich möchte deine Sensibilität bestärken, sowohl für dich selbst als auch für andere Menschen. Denn oft genug kommunizieren wir nicht klar und direkt, was wir im jeweiligen Moment gerade brauchen, oder auch nicht. Und gerade wenn wir Kindern diese Kompetenz erschließen wollen, sollten wir sie selbst besitzen, findest du nicht?

4.2 Besser nicht berühren?

Ein anderes wichtiges Thema, das es anzusprechen gilt, ist das sogenannte *Berührungsverbot*, welches sich vermehrt in Kitas, Schulen und Betreuungseinrichtungen ausbreitet. Vielleicht denkst du jetzt: „Quatsch, das kann doch nicht sein, dass wir Kinder nicht mehr trösten, berühren dürfen!" Doch leider ist es so.

Fakt ist, dass es vor allem den männlichen Erziehern in etlichen Einrichtungen untersagt ist, Kinder zu berühren, z. B. beim Trösten das Kind in den Arm zu nehmen o. Ä. Ich verstehe die Begründung und vor allem die Angst, die dahintersteckt. Man möchte natürlich vermeiden, dass es zu Übergriffen kommt, vor allem auch sexualisierter Art. Das ist ohne Frage absolut richtig und wichtig: hinschauen und der Schutz der Persönlichkeit und der Rechte des Kindes sollten oberstes Gebot sein. Denn schon im Grundgesetz Artikel 1 steht, dass die Würde des Menschen unantastbar ist.

Und seit 2000 finden wir endlich ein Gesetz im BGB, dass Gewalt in der Erziehung verbietet. § 16 Absatz 2 sagt: „Kinder haben ein Recht auf gewaltfreie Erziehung. Körperliche Bestrafungen, seelische Verletzungen und andere entwürdigende Maßnahmen sind unzulässig."

Natürlich ist es übergriffig, einen anderen Menschen einfach zu berühren, auch wenn es beste Absichten sein mögen, wenn dieser das nicht möchte. ABER: Ich glaube, Angst ist kein guter Ratgeber. Wenn wir aus Angst, dass vielleicht etwas passieren könnte, aus Prinzip alles vermeiden, dann kann und wird das weitreichende Folgen haben!

Denn was passiert mit diesen kleinen Seelen, wenn wir uns ihnen nicht mehr liebevoll zuwenden dürfen? Die Vorstellung eines furchtbar weinenden Zweijährigen entsteht vor meinem inneren Auge und wie er sich wohl fühlt, wenn ich in gebührendem Abstand vor ihm hocke und sage: „Ist nicht so schlimm, gleich wieder gut." Ohne dabei vielleicht eine beruhigende Hand auflegen oder ihn auf den Schoß nehmen zu dürfen (natürlich nur, wenn er das auch möchte), und das zerreißt förmlich mein Herz. Vor allen Dingen im Hinblick auf die Langzeitfolgen.

Schon jetzt ist bekannt, dass Kinder, die kaum Berührung erhalten und wenig liebevollen Kontakt zu Bezugspersonen haben, darunter auch später leiden (siehe hierzu auch Kap. 3). Es erhöht sich z. B. die Möglichkeit einer depressiven Erkrankung.

Zusätzlich ist liebevolle Berührung auch daran beteiligt, die Resilienz (die Fähigkeit, Krisen zu bewältigen) zu fördern. Was wird dann also aus diesen berührungsarmen Kindern, die mehr physischen Kontakt zu elektronischen Geräten als zu echten Menschen haben? Ehrlich gesagt, mag ich mir dieses Szenario nicht vorstellen. Trotzdem ist es ein sensibles Thema, dessen Beachtung absolut wichtig ist! Wir müssen Klarheit darüber schaffen, welche Art der Berührung okay ist und welche nicht.

Es gilt, Kinder zu stärken in der Wahrnehmung ihres eigenen Körpers und auch zu spüren, was sie möchten und was nicht. Ich finde es sehr wichtig, dieses Thema zu diskutieren und Menschen zu sensibilisieren. Dennoch wiederhole ich mich, ist es nicht das Mittel der Wahl, Dinge generell zu verbieten/zu vermeiden. Noch dazu, da wir wissen, dass Berührung lebenswichtig ist! Es gilt also, Klarheit zu schaffen über die Art von Berührung, die in einem geschützten Rahmen auf achtsame und professionelle Art und Weise durchgeführt wird.

Letzten Endes entscheidet der Empfänger, welche Berührung für ihn angemessen ist. Genauso, wie wir schließlich Menschen, die pflegebedürftig sind, aus lauter Angst vor Übergriffen nicht mehr waschen oder anderweitig pflegen. Nur eine Seite der Medaille zu betrachten, führt in der Regel nicht zu einem gesunden Umgang.

Erschwerend hinzukommt, dass unsere Kinder häufig sehr früh und auch lange „fremdbetreut" werden, warum das so ist, erkläre ich in Kap. 7. Das bedeutet aber dann im Umkehrschluss, dass das jeweilige pädagogische Fachpersonal zu wichtigen Bezugspersonen wird, die eben auch für angemessene, liebevolle Berührung sorgen sollten. Das kann zu einem echten Dilemma werden. Die Verwirrung ist deshalb verständlicherweise groß. Wie berühre ich ein Kind/einen Menschen angemessen? Das wollen wir klären, wenn wir uns der Frage widmen, warum Thai-Kinderyoga wirkt.

TIPP

Übe dich in offener und ehrlicher Kommunikation. Spreche über deine Bedürfnisse und vertrete auch klar, wenn du etwas nicht möchtest. Sei offen für die Bedürfnisse anderer, höre zu.

5

Was eine Berührung angenehm macht

Was braucht eine Berührung bzw. wie muss sie sein, damit sie für den anderen angenehm ist? Diese Frage lässt sich einerseits nicht pauschal beantworten, und doch gibt es ein paar Dinge, die es zu beachten gilt und die dir helfen können, das Geschenk der Berührung auch zu einem solchen werden zu lassen.

5.1 Achtsamkeit

Ein wichtiger Punkt ist Achtsamkeit. *Achtsamkeit* ist ein großes Thema und viele Menschen beschäftigen sich damit. Was bedeutet Achtsamkeit? Wenn wir *achtsam* sind, dann heißt das, mit deiner vollen Präsenz, in diesem Augenblick, ganz bei der Situation, ganz im jeweiligen Tun, zu sein.

Häufig beschäftigen wir uns mit mehreren Dingen gleichzeitig. Wir räumen beispielsweise die Spülmaschine aus, nebenbei telefonieren wir vielleicht noch oder schreiben den Einkaufszettel, oder denken schon über den weiteren Tagesablauf nach. Und dann passieren solche Dinge, wie: „Huch, wo habe ich denn jetzt das Glas hingestellt?" Wir wissen manches nicht mehr genau, da wir nicht mit unserer vollen Aufmerksamkeit bei der Sache waren.

So geschieht es denn manchmal, dass wir viele Dinge einfach ganz automatisch und so nebenbei erledigen. *Multitasking* ist ein häufig verwendeter Begriff. Doch Achtsamkeit ist im Grunde das Gegenteil von Multitasking. Ganz im Hier und Jetzt zu sein. Ganz in der jeweiligen Situation zu sein, mit voller Präsenz und Aufmerksamkeit. Ich widme mich einer Sache bzw. beim Thai-Kinderyoga diesem einen Menschen mit meiner gesamten Aufmerksamkeit.

Diese vollkommene Aufmerksamkeit eines Menschen zu erhalten, ist alleine schon ein großes Geschenk in unserer Zeit, die doch häufig meist sehr schnell und kurzweilig ist. Hierdurch ist es uns möglich, auch unsere Berührung ganz auf diesen Menschen auszurichten. Indem wir achtsam berühren, bleiben wir absolut aufmerksam und können auch kleine Details, wie Anspannung, Unwohlsein, Druckintensität, wahrnehmen.

5.2 Spüren

Ebenfalls wichtig ist das *Spüren*. Man hört vermehrt den Satz, dass wir zu wenig spüren, weil wir zu viel denken. Ich denke, dieser Ausspruch trifft es ziemlich auf den Punkt. Doch zu unserer aller Erleichterung sei gesagt, dass unser Gehirn eben dazu ausgelegt ist, viel zu denken. Im Yoga nennen wir diesen ständig plappernden Gefährten den *Affengeist* oder auch *Monkey-Mind*. Die Affen sind lustige Gesellen, die ständig in Bewegung sind. Sie hüpfen von Ast zu Ast und sind miteinander in Kontakt. Bisweilen wird aus einer kleinen Gruppe dann schnell auch eine Großfamilie, die man kaum noch im Zaum halten kann.

So ist das häufig auch in unserem Kopf. Besonders, wenn es still im Außenbereich wird, wir also entspannen oder ausruhen wollen, geht's los. Wer kennt das nicht? In einer meiner ersten Yogastunden sprach meine Lehrerin damals davon, dass man den Kopf leer machen sollte. Ich kann sagen, das wurde nix. Hat nicht geklappt. Im Gegenteil. Das ist ein bisschen so wie: „Denke nicht an sieben rosa Elefanten", und zack, da sind sie.

Dass das so ist, hat zwei Ursachen. Zum einen versteht unser Gehirn das Wort „nicht" nicht. Also klar, wir wissen, was das Wort bedeutet, aber in einem solchen Satzkonstrukt: „Denke nicht, ..." oder: „Tue nicht, ...", wird das Wörtchen einfach übergangen und ausgeblendet. Deshalb tun wir gut daran, auf unsere Sprache zu achten (auch in dem Sinne, wie wir miteinander sprechen, s. Kap. 10). Also lieber nicht dem Kind sagen: „Fall da nicht runter!", nur so als kleiner Tipp nebenbei.

Glaube nicht alles, was du denkst!

Das andere ist, dass unser Gehirn nicht einfach nichts denken kann. Dazu ist es, schlicht und ergreifend, nicht ausgelegt. Wir sind ständig damit beschäftigt, Dinge, Situationen, Menschen zu bewerten und in Bezug zu bereits Erlebtem zu setzen, damit wir adäquat auf Situationen und Herausforderungen reagieren können.

Hirnforscher, wie Gerald Hüther (2010), gehen heute davon aus, dass wir im Alltag zu 95 % aus unserem Unterbewusstsein handeln und nur ca. 5 % bewusste Entscheidungen sind. Klingt ein wenig erschreckend. Nutzen wir also dieses großartige Gehirn nicht annähernd in seinen Möglichkeiten?

Das Unterbewusste sind im Übrigen deine Glaubenssätze und -muster aus grauer Vorzeit. Einige Forscher gehen davon aus, dass das, was wir in unseren ersten sechs Lebensjahren gehört („Du bist nicht gut genug!") und erlebt haben („Ich werde ins Zimmer geschickt, wenn ich nicht artig bin!"), für uns dadurch auch heute noch Realität ist. Deshalb verhalten wir uns auch bisweilen „komisch", obwohl wir es doch eigentlich besser wissen. Aber unser Unterbewusstsein sitzt am Steuer. Ein Dilemma, oder?

Die gute Nachricht ist: Wir können daran etwas ändern. Es funktioniert aber nur mit Übung und Geduld, so wie mit allem, was man neu lernt oder sich erarbeitet. Hierzu möchte ich dir noch einen Satz meines Lehrers mitgeben, der mir immer sehr hilfreich war und ist: „Glaube nicht alles, was du denkst!" Denn tatsächlich entspricht nicht alles, was wir denken und uns im Kopf herumgeistert, der Wahrheit und ist hilfreich für uns.

Da finden wir in unseren Gedankengängen (vor allem, wenn sie uns gern vor Augen führen, was wir so alles nicht gut können) alte Glaubenssätze, die häufig Zuschreibungen anderer Menschen waren und die mit unserem wahren Ich gar nichts gemeinsam haben. Auch hier lohnt sich mal ein Blick darauf.

Doch kommen wir zurück zum *Spüren*. Wir hatten bereits über das *Fühlen* und unseren *Tastsinn* gesprochen. In diesem Kontext meine ich auch ganz praktisch das Spüren, was der andere Mensch gerade braucht, landläufig auch *Empathie* genannt. Da wir alle im Grunde gleich oder zumindest sehr ähnlich ausgestattet sind, fällt es uns in der Regel nicht schwer, uns in andere Menschen hineinzuversetzen. Das, was es uns oft erschwert, ist eher, dass wir diesen Sinn nicht wirklich häufig nutzen und uns das Training hierin fehlt, bzw. diese Fähigkeit in unserer Gesellschaft nicht sehr hoch bewertet wird.

Wenn wir uns jedoch die Zeit und den Raum nehmen, um zu spüren, werden wir schnell feststellen, wie feinsinnig wir sind. Wir spüren die Temperatur der Haut, ihre Beschaffenheit, den Muskeltonus, wie weich und nachgiebig das Gewebe unter der Haut ist und vieles mehr. Dieses Spüren über unsere Hände und Finger können wir uns erleichtern, indem wir die Augen schließen, um uns mehr auf den Tastsinn zu konzentrieren.

Wir sind es gewohnt, vor allem über unseren Seh- und Hörsinn mit der Außenwelt verbunden zu sein und Dinge hierüber wahrzunehmen. Dies erschwert uns auch häufig den Blick nach innen, weil wir durch das Sehen und Hören schnell abgelenkt sind. Deshalb üben wir im Yoga *Pratjahara*, das Zurückziehen der Sinne. Wenn ich meine Sinne zurücknehme, die Augen schließe, vielleicht dem Gehör nicht mehr so viel Raum gebe, dann bietet sich die Chance, die anderen Sinne wieder mehr zu erleben.

Gleiches geschieht auch bei einem Menschen, dem ein Sinn fehlt. Blinde Menschen lesen beispielsweise mit ihren Fingern. Hier sind dann die anderen Sinne viel ausgeprägter und ersetzen quasi den nicht vorhandenen Sehsinn. Du kannst dir also das Spüren sehr erleichtern, indem du deine Augen schließt, die Sinne zurückziehst und ganz ins Spüren kommst. So kannst du wahrnehmen, was dein Empfänger gerade benötigt.

5.3 Klarheit

Ein weiterer Faktor ist *Klarheit*. Deine Intention und deine Berührung sollten klar sein. Das bedeutet, dass du weißt, was du tust und warum du es tust. Wenn du unsicher bist, wird dein Empfänger dies spüren. Wenn du nicht so recht weißt, wie du berühren sollst, verunsichert das deinen Empfänger ebenfalls. Über die Art unserer Berührung geben wir sehr viele Informationen weiter. Berührungen können sich unterschiedlich anfühlen. Das hängt von ihrer Qualität ab. Eine aufgelegte Hand, die tröstend, aber auch ermutigend oder liebevoll gemeint sein kann. Wir sind durchaus in der Lage, diese Qualität zu spüren.

Wenn du Klarheit darüber hast, dass du nun eine Berührung zum Wohle des Kindes schenkst und deine Intention klar darauf ausgerichtet ist, wird das zu spüren sein. Du kannst nichts falsch machen, wenn du im Kontakt bleibst. Gerade wenn wir an Körperstellen arbeiten, die vielleicht schon zu Regionen gehören, die für manche Menschen recht intim sind, wie z. B. am Brustmuskel knapp oberhalb der Brust. Dieser kann bei uns Mädchen und Frauen schon eine Zone sein, die in unsere absolute Privatsphäre reicht. Dann ist es umso wichtiger, dass klar ist, wie und wo genau ich berühre. Denn sonst geschieht aus Angst und Unsicherheit genau das Gegenteil. Es kommt zu Berührungsverboten, die in ihrer Konsequenz für die Menschen keinen Vorteil bringen, im Gegenteil.

5.4 Liebe

Ein weiterer wichtiger Faktor für mich ist *Liebe*. Es gibt den Begriff der bedingungslosen Liebe. Dieser wird oft verwendet, wenn über die Liebe von Eltern zu ihren Kindern gesprochen wird. Eine Liebe, die ohne Bedingungen fließt, vollkommen rein und ohne Erwartungen. Vielleicht stellst du schon beim Lesen fest, dass das gar nicht so einfach ist. Und wenn wir ehrlich zu uns selbst sind, dann haben die meisten Arten von Liebe und Beziehungen, die wir führen, doch eine „Bedingung" oder Erwartung.

Doch hier geht es um etwas anderes. Es geht darum, einem Menschen das Geschenk der absoluten Präsenz, Aufmerksamkeit, Zuwendung zu machen, ohne dafür eine Gegenleistung zu erwarten. Dies ist etwas, das wir heute nicht wirklich häufig erleben, denn meist sind die Dinge, die wir für andere tun, an bestimmte Erwartungshaltungen geknüpft. Auch wenn es auf den ersten Blick manchmal nicht so aussieht. Für mich ist dies einer der größten Gewinne von Thai-Kinderyoga: Ich darf sein, wie ich gerade bin. Ich werde so angenommen. Ich muss nichts tun. Von mir wird nichts erwartet. Was für ein Geschenk!

Die bedingungslose Liebe schließt auch dich selbst ein. Wenn wir beginnen, uns selbst so zu akzeptieren und anzunehmen, wie wir sind, mit all unseren dunklen Seiten und den Fehlern, die jeder von uns schon zuhauf gemacht hat, dann kann dieses wirkliche Gesehensein stattfinden. Nicht nur für Kinder, auch für uns Erwachsene ist das etwas Wunderbares.

Deshalb ermutige ich meine Ausbildungsteilnehmer immer, in ihr Herz zu spüren und die Liebe, die darin ist, nun über die Hände in ihre Berührung fließen zu lassen. Liebe wird nicht weniger, wenn du sie weitergibst. Vielleicht hast du den Begriff *Metta*, die *liebende Güte*, schon einmal gehört. Sie ist eine von 40 Meditationsobjekten, die der historische Buddha gelehrt haben soll.

Ziel ist es, die liebende Güte auf alle lebenden Wesen auszuweiten. Sich hierin zu üben (z. B. mit der Metta-Meditation, die du in Kap. 9 als Übung findest), kann sowohl für dich als auch für die Menschen in deinem Umfeld ein Gewinn sein.

FAZIT

Deine eigene Klarheit über die Art und Weise der Berührung, deine Achtsamkeit und Aufmerksamkeit deinem Empfänger gegenüber, das Spüren, was der Empfänger benötigt und Liebe, die durch deine Hände fließen darf, sind wichtige Faktoren, um eine angenehme und entspannende Berührung geben zu können. Wenn du mit deiner vollen Präsenz und Liebe bei deinem Empfänger bist, dann wird Thai Yoga zu einem großen Geschenk für beide Seiten!

TIPP

Übe dich in den einzelnen Qualitäten. Mache z. B. eine Achtsamkeitsübung. Du kannst beispielsweise deine Mahlzeit einmal schweigend einnehmen und dich ganz auf den Geschmack und die Konsistenz des Essens konzentrieren. Vielleicht beginnst du zu meditieren. Oder du stellst dir einen Gong (gibt's als kostenlose Handy-Apps), der zu unterschiedlichen Tageszeiten erklingt. Immer dann hältst du kurz inne und spürst, wie es dir gerade geht oder du nimmst ganz bewusst wahr, was du gerade tust.

6

Entwicklung und was uns Menschen ausmacht

Vielleicht kennst du den zauberhaften Animationsfilm *Alles steht kopf*? Ein Film, den ich Groß und Klein empfehlen kann, zeigt er uns doch auf einfache und einfühlsame Art und Weise, was in unserem Kopf vor sich geht. In diesem Film geht es um Riley. Das Mädchen gewährt uns quasi Einblicke in ihren Kopf, in ihr Denken und Fühlen.

Eine wichtige Rolle spielen hier die fünf Grundemotionen *Freude*, die als glückliches gelbes Mädchen dargestellt wird und die erste Emotion ist, die Rileys Kindheit beherrscht. Dann gibt es noch die *Traurigkeit*, ein kleiner blauer Kerl. Die *Angst* in Form eines kleinen lila Mädchens soll Riley vor Schäden bewahren. Der grüne Ekel vor *Krankheit* und dann ist da noch die *Wut*, die sich bisweilen in Form eines kleinen roten Männchens mit einem Feuer auf dem Kopf zeigt. Auch heute noch wird in vielen Traditionen von diesen fünf Basisemotionen ausgegangen.

6.1 Emotionen

Der amerikanische Anthropologe und Psychologe Paul Ekman fügte noch eine weitere hinzu, die er empirisch nachgewiesen hat, nämlich *Überraschung*. Diese sechs Emotionen werden überall auf der Welt erkannt, gleich, in welcher Kultur oder Sozialisation man aufgewachsen ist. Einige andere Forscher zählen zu den Basisemotionen auch noch *Liebe*, *Schuld* und *Scham*. Geteilter Meinung ist man ebenfalls darüber, welche Emotionen als Grundausstattung mit uns auf die Welt kommen und welche anerzogen sind. Unsere Emotionen dienen nicht nur als Kommunikationselement, sondern zeigen uns auch auf ganz einfache Weise, ob ein Bedürfnis von uns erfüllt wurde oder nicht.

Bisweilen höre ich von Kindern (und auch von Erwachsenen), dass z. B. *Wut* kein gutes Gefühl ist. Dem muss ich dann absolut widersprechen. Wut ist ein gutes und auch sehr wichtiges Gefühl, mal abgesehen davon, dass wir die Gefühle nicht bewerten sollen, denn sie alle sind für uns wichtig und nützlich. Wut zeigt in erster Linie einmal, dass ein Bedürfnis nicht erfüllt wurde. Wenn Mama versprochen hat, mit dem Kind ein Eis essen zu gehen und nun stattdessen mit ihrer Freundin telefoniert, dann hat das Kind erst einmal das Recht darauf, wütend zu sein, denn sein Bedürfnis nach Verbundenheit mit seiner Mutter, nach Nähe, Zugehörigkeit, gemeinsamer Zeit und natürlich auch nach dem leckeren Eis wurde gerade frustriert.

Nun ist die wichtigste Frage, was macht es mit der Wut? Klar, soll es Mama nicht vors Schienbein treten. Das Kind benötigt also Strategien, um mit diesem Gefühl umzugehen. Zum einen benötigt es Vorbilder – also Lernen am Modell. Zum anderen entwickeln Kinder durch Erfahrungen Strategien, um möglichst gut mit ihren Gefühlen umgehen zu können, ohne beispielsweise Bindung und Nähe zu verlieren. Sicherlich kann sich die Wut vielleicht auch dadurch auflösen, dass dem Kind erklärt wird, warum dieses Telefonat gerade nötig war. Vielleicht brauchte die Freundin Hilfe und dann wird das Eisessen gleich nachgeholt.

So entwickeln Kinder Verständnis und Empathie und natürlich ist *Frustrationstoleranz* ebenfalls ein wichtiges Lernfeld. Es geht eben nicht immer sofort, dass meine Bedürfnisse erfüllt werden, denn der andere hat ja schließlich auch welche! Ein wichtiges Thema, gerade auch in der Arbeit mit Kindern.

Kinder benötigen Worte für ihre Emotionen und Bedürfnisse, damit sie diese mitteilen und den Umgang mit ihnen lernen können. Nur so können sie zu dem Erwachsenen heranreifen, den wir als authentisch oder kongruent (was so viel heißt wie „völlig übereinstimmend") bezeichnen würden.

Denn vielleicht kennst du das auch, dass dir jemand etwas erzählt und du irgendwie ein komisches Gefühl hast. Das könnte z. B. daran liegen, dass dieser Mensch nicht kongruent ist, d. h., dass das, was er sagt, nicht zu dem passt, was er fühlt bzw. über Mimik und Gestik ausdrückt. Kinder brauchen also unsere Unterstützung, unser Vorleben, im Umgang mit diesen Dingen und vor allem müssen wir ihnen Worte hierfür geben.

Fehlende Worte sind mit ein Grund dafür, dass sich frühe Traumata (aus der nonverbalen Zeit) so schwer aufarbeiten lassen, nämlich weil wir hierfür noch keine Worte hatten! Worte für unsere Bedürfnisse zu finden, fällt uns mitunter nicht leicht, auch hier ist es lohnenswert, sich einmal ein bisschen näher damit zu beschäftigen.

6.2 Welche Bedürfnisse haben wir?

Bei den Bedürfnissen kennen wir die sogenannten *Grundbedürfnisse*, wie z. B. Nahrung, Wasser, Licht, Sauerstoff, angemessene Temperatur. Die *sozialen* Bedürfnisse, bestehend z. B. aus Nähe, Zugehörigkeit, sozialen Kontakten, Partnerschaft. *Kollektive* Bedürfnisse, wie z. B. Sicherheit, sozialer Anschluss, sowie *individuelle* Bedürfnisse, wie z. B. der Vorzug einer bestimmten Nahrung, bestimmter Freizeitaktivitäten etc.

Bekannt ist hier die *Bedürfnispyramide* nach Abraham Maslow (dessen Mentor übrigens Harry Harlow war, s. Kap. 3). Er zeichnete eine Pyramide und ordnete die Bedürfnisse von unten nach oben folgendermaßen an: Grundbedürfnisse, Sicherheit, Zugehörigkeit, Wertschätzung und Selbstverwirklichung. Je weiter unten das Bedürfnis eingeordnet ist, desto essenzieller ist es.

Es gibt noch einige andere Unterteilungen, doch soll an dieser Stelle nur ein kurzer Überblick gegeben werden, um das Verständnis hierfür zu entwickeln. Wenn wir also Worte für unsere

Bedürfnisse und unsere Emotionen haben, dann sind wir auch in der Lage, darüber zu kommunizieren und für uns zu sorgen.

6.3 Wie findet Entwicklung statt?

Zur *kindlichen Entwicklung* gibt es diverse Modelle. Ein Name, an dem man nicht vorbeikommt, ist Jean Piaget. Er gilt als Urvater der *Entwicklungspsychologie* und sein vierstufiges Modell zur kindlichen Entwicklung wird auch heute noch gelehrt. Er ging davon aus, dass wir Interaktion mit der Umwelt sowie aktives Handeln für unsere Entwicklung benötigen – im Gegensatz zur Psychoanalyse, die von einem rein triebgesteuerten Modell ausgeht.

Ein anderes Entwicklungsmodell, das weit verbreitet ist, stammt von Erik H. Erikson. Der Psychoanalytiker entwickelte ein achtstufiges Modell zur psychosozialen Entwicklung. Das Besondere an diesem Modell ist, dass jede Phase gekennzeichnet ist durch ihre Gegensätze. In jeder Stufe stehen sich zwei Komponenten gegenüber. Auf der ersten Stufe stehen sich Urvertrauen vs. Urmisstrauen gegenüber. Er ging davon aus, dass jede Phase der Entwicklung auch eine Krise beinhaltet, die es zu überwinden gilt.

Auch hier geht es mir nicht darum, ein Entwicklungsmodell hervorzuheben oder dies als „richtig" herauszustellen. Es gibt auch noch einige weitere. Da dies jedoch die bekanntesten Modelle sind, seien sie kurz erwähnt. Falls du tiefer in das Thema einsteigen möchtest, findest du sowohl im World Wide Web als auch in der Literatur vielerlei Publikationen hierzu.

TIPP

Achte bei aufkommenden Gefühlen, wie z. B. Wut, darauf, welche Bedürfnisse gerade nicht erfüllt werden. Finde Worte für deine Gefühle und Bedürfnisse. Teile diese mit, aber ohne andere zu verurteilen („Immer machst du das ..."). Übe dich in gewaltfreier Kommunikation.

7

FAMILIE IM WANDEL?!

Früher war alles besser. Die Kinder und Jugendlichen haben heute keinen Respekt mehr, sind unerzogen und frech. Stimmt das?

Oft wird behauptet, Erziehung setze heute keine Grenzen mehr. Die Kinder kennen keinerlei Disziplin mehr, stattdessen erziehen wir lauter Egoisten. Doch auch heute, wie auch schon in früheren Zeiten, sind viele dieser Kinder, die sich herausfordernd verhalten, Kinder, die vernachlässigt sind. Denen es an der nötigen Bindung, Zuverlässigkeit und Zuwendung fehlt. Bei den anderen Kindern (die leider tatsächlich zuzunehmen scheinen) fehlt es häufig nicht an Liebe oder Zuwendung. Doch was fehlt diesen Kindern? Oder möglicherweise fehlt es den Eltern an etwas? Vielleicht das nötige Vertrauen in die eigenen Kompetenzen? Intuition bei der Erziehung des eigenen Kindes? Oder auch einfach Unterstützung? Sind heutige Eltern gestresster und mehr allein gelassen mit der Erziehung der Kinder?

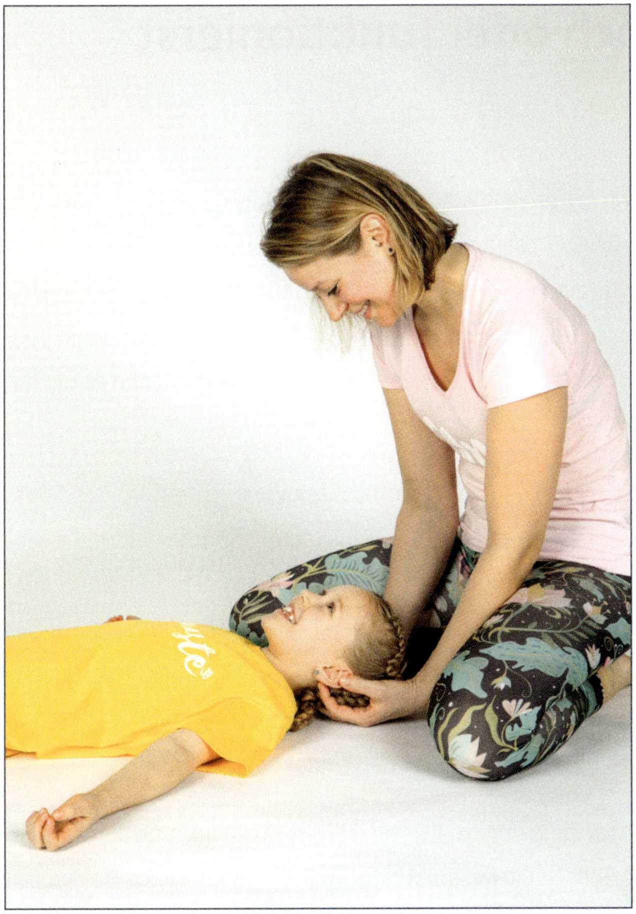

Sicher haben sich in jeder Generation die „Älteren" über die „Jüngeren" beschwert. Immer schon gab es Wörter, Verhaltensweisen oder Freizeitbeschäftigungen, die von den Erwachsenen nicht gerne gesehen waren. Vielleicht einfach deshalb, weil sie anders waren. Es liegt in der Natur der Dinge, dass sich Jugendliche abgrenzen und hierfür auch Veränderungen in Sprache etc. nutzen.

Hinzu kommt die unglaublich schnell zunehmende Technisierung unserer Welt. Die Welt ist klein geworden, jeder kann schnell auf Nachrichten aus aller Welt zugreifen und sich und sein Leben weltweit in den sozialen Netzwerken zeigen.

Wie Familie definiert wird bzw. die Modelle zur Erziehung unterliegen vor allem der jeweiligen Kultur. Was Familie für uns bedeutet und wie wir diese leben, wird durch unsere Kultur und Erziehung beeinflusst. Tatsache ist, dass in den letzten Jahren die Familien immer kleiner wurden und die Kinder vermehrt auf die Eltern bezogen sind. Vor noch nicht allzu langer Zeit hingegen war es noch ganz natürlich, in einer Großfamilie aufzuwachsen, in der sich viele Personen an der Erziehung der Kinder beteiligt haben. Um dies zu verdeutlichen, schauen wir uns doch den Wandel mal an meinem konkreten Lebensbeispiel an.

7.1 Spielst du noch oder funktionierst du schon?

Ich bin 1975 geboren und damals war es tatsächlich noch nicht häufig der Fall, dass Mütter arbeiten gegangen sind. Die meisten Mütter meiner Schulfreunde waren zu Hause und haben sich um Haus und Kind gekümmert, während der Vater arbeiten gegangen ist. Es herrschte eine sehr klare und deutliche Rollenverteilung. Der Vater geht arbeiten, verdient das Geld und ist eher am Wochenende mit der Familie beschäftigt. Die Mutter war verantwortlich für den Haushalt und die Kinder.

Zusätzlich war zu dieser Zeit noch häufig das Konstrukt der Großfamilie anzutreffen, d. h., dass auch die Großeltern im gleichen Ort oder sogar im gleichen Haus lebten. Somit wurden die Kinder nicht alleine von der Mutter/den Eltern großgezogen, sondern auch von den Großeltern oder gegebenenfalls auch von Onkeln, Tanten etc. Gehen wir noch eine Generation zurück, war dieses Familienkonstrukt sogar die Regel. Dass Frauen arbeiten gegangen sind, war damals kaum der Fall, es sei denn, sie haben z. B. auf dem eigenen Bauernhof mitgearbeitet. So waren meist die Mütter und auch die Großmütter, Tanten für die Erziehung der Kinder zuständig.

In meiner Familie war das ähnlich, zwar ging meine Mutter kurz nach meiner Geburt wieder arbeiten (was damals schon eher eine Seltenheit war), aber auf dem Nachbargrundstück lebten meine Großeltern und meine beiden Onkel. Ich war also zu jeder Zeit familiär betreut. Wenn ich aus der Schule kam, ging ich zu meiner Oma, dort gab es Mittagessen und ich machte dort die Hausaufgaben. Selbst als junge Erwachsene genoss ich noch das selbst gekochte Essen meiner Oma und zog es jeder Kantinenmahlzeit ohne Frage vor.

Wie ist es nun heute im Vergleich? Schon zu der Zeit, als ich selbst Mama wurde (mein Sohn kam 2004 auf die Welt), war es ziemlich normal, dass die Mütter arbeiten gingen. Auch in der sogenannten *Mittelschicht* mussten Frauen zunehmend Zeit und häufig auch Energie in eine gute Ausbildung und anschließende Karriere investieren. Allein dieser Aspekt hat das Modell Familie und dessen Struktur sehr verändert. Es war fast schon eine Seltenheit, wenn die Mutter zu Hause war, das fiel dann schon auf.

Mit dieser Veränderung hat sich auch das Rollenverhalten der Eltern massiv verändert. Denn plötzlich waren beide Elternteile für das Geldverdienen verantwortlich und somit auch für Haushalt und Familie. Wobei hier zu erwähnen ist, dass in den meisten Familien die Verteilung von Haushalt und Kinderversorgung auch heute noch zum Großteil bei den Müttern liegt. Dies liegt möglicherweise auch darin begründet, dass die Mütter häufig in Teilzeit arbeiten (Ausnahmen bestätigen natürlich immer die Regel). Die Betreuung der Kinder ging dadurch mehr und mehr in „fremde" Hände über, da auch das Modell der Großfamilie kein gängiges mehr war und ist. Selten leben noch alle im selben Ort. Somit ist die Möglichkeit, z. B. die Großeltern in die Kindererziehung und -versorgung einzubinden, nicht mehr so leicht möglich.

Immer häufiger wurden also externe Betreuungsstellen notwendig, damit es den Müttern möglich war, ebenfalls arbeiten zu gehen. Hierzu sei noch gesagt, dass es in den meisten Familien heute finanziell nötig ist, dass beide Elternteile arbeiten! Es ist also keinesfalls so, dass Eltern ihre Kinder aus mangelndem Interesse in Fremdbetreuung geben. Oftmals haben sie einfach keine andere Möglichkeit. Übrigens bedeutet das auch nicht, dass es für Kinder schlecht ist, fremdbetreut zu sein. Jedoch sehe ich durchaus eine Tendenz, dass Kinder mittlerweile mehr Zeit mit „fremden" Menschen verbringen, als in der eigenen Familie.

Hinzu kommt, dass die Kinder immer jünger in Ganztagseinrichtungen kommen und sich die Zeiten in den letzten Jahren doch sehr verändert haben. Allein in den letzten 5-10 Jahren haben sich die Betreuungszeiten, an denen die Kinder „fremdbetreut" sind, deutlich erhöht.

War es zur Grundschulzeit meines Sohnes noch die Regel, dass die Kinder nach der Schule bis 13.00 Uhr oder 14.00 Uhr in der Nachmittagsbetreuung blieben, so sind die Kinder heute häufig von 7.00 Uhr morgens bis 17.00 Uhr abends in der Betreuung. Da stellt sich dann die Frage, wann Zeit für Familie, Austausch, Miteinander stattfindet. Wenn wir dann noch davon ausgehen, dass diverse Hobbys gepflegt werden, ist das Zeitfenster für Qualitätszeit doch ziemlich knapp.

Hier möchte ich noch einfügen, dass auch der Freizeitstress für die Kleinsten immer mehr zunimmt. Da gibt es Kindergartenkinder, die mehr Termine haben, als wir Erwachsene. Kinder werden, meiner Meinung nach, mitunter überfördert. Aber das nur so nebenbei. Wir können also festhalten, dass tatsächlich ein Wandel in Familien stattgefunden hat. Dieser hat sicherlich viel mit den äußeren Bedingungen und dem Wandel der Gesellschaft zu tun.

Mir ist es wichtig, anzumerken, dass ich nicht bewerten möchte, was richtig und was falsch, besser oder schlechter ist. Es geht nicht darum, mit verklärtem Blick auf ein vergangenes Modell zu schauen. Denn alles hat Vor-, aber auch Nachteile! Ich denke aber, wir sollten erkennen, dass es Veränderungen gibt und was das für jeden Einzelnen von uns bedeutet. Schlussendlich muss sich aber hierüber jeder seine eigene Meinung bilden. Ich möchte noch anfügen, dass ich der Meinung bin, dass betreute Zeit nach der Schule oder auch Zeit im Kindergarten, die die Kinder mit Gleichaltrigen verbringen, eine sehr wertvolle und lehrreiche Zeit ist, die gleichermaßen wichtig für die kindliche Entwicklung ist. Denn dieses Lernfeld (das Spielen und die Auseinandersetzung mit Gleichaltrigen) ist ohne Frage so nicht in der Familie zu erleben.

Zusätzlich weiß man, aus pädagogischer und auch psychologischer Sicht, dass Kinder die Auseinandersetzung und den Umgang mit Kindern (nicht nur gleichen Alters) für eine gesunde Entwicklung brauchen, da sie hier vieles lernen, dass sie im alleinigen Umgang mit Erwachsenen nicht lernen können! Allerdings möchte ich zu bedenken geben, dass es für eine kind- und entwicklungsgerechte Betreuung zwingend erforderlich ist, genügend (Fach-)Personal zu haben. Leider sehe ich hier eine zunehmende Problematik: Die Anzahl der Kinder in den Gruppen wird immer größer, aber leider steigt der Personalschlüssel nicht adäquat mit an. Hinzu kommt der besorgniserregende Fachkräftemangel.

Ich würde mir hierzu wünschen, dass die Arbeit im pädagogischen, pflegerischen und therapeutischen Bereich, sowohl monetär als auch gesellschaftlich gesehen, mehr Wertschätzung erfährt! Unsere Kinder sollten uns das wert sein, findest du nicht?

Dr. Renz-Polster (2009) trifft hier für mich den Nagel auf den Kopf. Wir sollten weder auf Eltern noch auf den Erziehern herumhacken. Wir müssen zwingend vor unserer eigenen Haustür kehren.

- Wo sorgt denn unsere Gesellschaft dafür, dass Eltern genug Unterstützung erfahren?
- Was ist uns gute Betreuung unserer Kinder wert?
- Welche Konzepte können wir entwickeln, um sowohl die Kraft und „Arbeit" der Eltern als auch die der Erzieher zu unterstützen und wertzuschätzen?
- Sollten wir nicht alle dazu beitragen, dass Veränderung stattfinden kann?

TIPP

Nimm dir Zeit, mit deinem Kind etwas gemeinsam zu tun. Malt etwas, spielt ein gemeinsames Spiel, lest etwas zusammen. Wenn dein Kind im Teenageralter ist, interessiere dich für seine Welt. Was gibt es Neues oder welche Musik ist gerade in? Auch wenn es nur eine halbe Stunde am Tag ist, so siegt Qualität über Quantität.

8

Kindheit im Stress?

Das Ärzteblatt veröffentlichte am 01. September 2017 auf seiner Internetseite eine Studie der DAK, die ergab, dass 43 % der Schüler unter Stress leiden. Die Schüler klagen über Schlafprobleme, Kopf- und Rückenschmerzen, bis hin zu Panikattacken. Mit den Schuljahren nimmt dieser Stress dann sogar noch zu.

Was dieser Dauerstress in unserem Körper bewirkt und was das auf Dauer für die Gesundheit bedeutet, ist uns, glaube ich, allen klar. Denn nicht nur Erwachsene stehen zunehmend unter Stress.

8.1 Was passiert bei Stress in unserem Körper?

Stress ist ein großes Thema unserer Zeit, leider vermehrt auch bei Kindern. Unsere Zeit ist gekennzeichnet durch enormen Leistungs- und Erwartungsdruck. Schon im Kindergartenalter wird häufig mehr Wert auf Förderung als aufs Spielen gelegt. Kinder sollen früh aufs Lernen vorbereitet werden, doch wenn ihr Gehirn noch nicht die nötige Reife für den Entwicklungsschritt hat, dann fördern wir nicht, sondern stressen das Kind.

Hinzu kommt der schnelle Rhythmus unseres Lebens. Wir sind immer in Eile und wissen manchmal gar nicht, „wo uns der Kopf steht". Dies führt dazu, dass der Sympathikus quasi daueraktiv ist. Der *Sympathikus* ist allgemein als „Kampf und Flucht"-System bekannt. Er bewirkt, dass der Blutdruck steigt, die Herzfrequenz nimmt zu und Stresshormone (Adrenalin, Noradrenalin, Cortisol) werden ausgeschüttet. Früher diente dieses ausgeklügelte System dazu, den Körper auf den Kampf (oder die schnelle Flucht) gegen gefährliche Tiere vorzubereiten.

Der Sympathikus funktioniert nach dem Alles-oder-nichts-Prinzip, d. h., unser gesamter Organismus reagiert, wenn wir Stress haben. Die Stressoren unserer Zeit sind jedoch keine Mammuts oder Säbelzahntiger mehr, sondern Termindruck, ständige Erwartungen anderer, Multitaskingfähigkeit, Leistungskontrollen bis hin zum Mobbing.

Der *Parasympathikus* hat eine andere Aufgabe. Er senkt den Blutdruck und verlangsamt den Atem. Das Blut, das nun nicht mehr (für Flucht oder Kampf) in den Muskeln benötigt wird, kann wieder zurück in andere Systeme (Verdauungsorgane, Drüsensysteme usw.) fließen. Das parasympathische System wird im Yoga durch *Pranayama* (Atemübungen) und *Meditation* trainiert und kann somit zur Heilung, Regeneration und Entspannung führen.

Es ist schon lange bekannt, dass der Atem unseren Geisteszustand beeinflussen kann. Wir selbst merken das zuweilen auch. Sind wir aufgeregt, geht der Atem flach und schnell, fühlen wir uns wohl, kann der Atem tief bis in den Bauchraum fließen. Es wird vermutet, dass schon die ersten Yogis vor etwa 3.500 Jahren mit ihrem Atem experimentierten. So konnten sie feststellen, dass sie sich sowohl in extatische Zustände sowie in Zustände tiefer Ruhe hineinatmen konnten. *Pranayama* ist also ein wesentlicher Faktor auf dem Yogaweg und findet sich deshalb auch als eigenständiges Glied im acht-fachen Pfad wieder.

Zu Beginn bietet es sich an, das Augenmerk zuerst auf die Atemachtsamkeit zu legen. Unser Atem funktioniert meist unbewusst und um ihn schulen bzw. kontrollieren zu können, ist es wichtig, ihn erst einmal wahrnehmen zu können. Das kann man gut innerhalb einfacher Mediationsübungen machen. Das können auch Kinder schon ganz wunderbar üben. Thai-Kinderyoga regt ebenfalls den Parasympatikus an und ermöglicht Ruhe, bei sich ankommen, den eigenen Körper spüren, eine ruhige, gleichmäßige Atmung und eine tiefe Entspannung.

ÜBUNG

Setze dich bequem hin und bringe deine Aufmerksamkeit zu deiner Atmung. Nimm den Atem wahr, ohne ihn zu verändern. Nimm wahr, wie tief der Atem fließt. Wie lang die einzelnen Atemzüge sind. Ob Pausen zwischen den Atemzügen entstehen.

8.2 Lernen in Bewegung

Unser Schulsystem entspricht mit seiner Erwartungshaltung des langen, konzentrierten Stillsitzens nicht dem natürlichen Lernen eines Kindes. Kinder sind aufgrund ihrer Entwicklungsprozesse und der Hirnreife bewegungsfreudig. Sie benötigen Bewegung, unterschiedliche Bewegungsmuster und -angebote für eine gesunde Entwicklung. Ständiger Druck, langes Sitzen, Konzentration über lange Zeiträume, ohne angemessene Bewegungspausen, sind echter Stress. Zudem unsere Kinder auch am Nachmittag wenig natürliche Bewegung haben, da sie dann häufig auch noch ein straffes (Förder-)Programm vor sich haben (siehe auch Kap. 7).

Viele Kinderärzte schlagen mittlerweile Alarm, doch geändert hat sich bislang leider wenig. Kinder brauchen einen Ausgleich und Angebote, um mit ihrem Alltag umzugehen, um sich zu gesunden und glücklichen Erwachsenen entwickeln zu können.

Kinderwelten 2008, ist eine Studie, die das Institut Wiesmann Forschen & Beraten, Köln, im Auftrag von *Super RTL* durchgeführt hat. Diese Untersuchung stellte fest, dass sich die Zahl der Schüler, die über Kopf- oder Bauchschmerzen klagen, mit Eintritt in die vierte Klasse verdoppelt!

Der Druck wird für die Kinder spürbar. Der Wechsel in die weiterführende Schule steht bevor. Der Spaß an der Schule sinkt mit steigendem Druck. Das Abitur wird von vielen Eltern gewünscht und favorisiert, manchmal auch entgegen der Schulempfehlung.

Lernen soll jedoch Freude machen. Wir lernen am besten, wenn wir motiviert und mit Spaß bei der Sache sind. Yoga und Achtsamkeit in der Schule, Glück als Schulfach und die Frage, ob unsere Kinder in der Schule wirklich fürs Leben lernen, beschäftigt einige Menschen in der heutigen Zeit. Vielleicht wird es Zeit, umzudenken und sich zu fragen, ob Schule in ihrer jetzigen Form wirklich zu einer gesunden Entwicklung beiträgt. Es geht um unsere Kinder und um unsere Gesellschaft. Es muss sich also etwas tun. Wir alle können hierzu beitragen!

8.3 Stress im Netz?

Ein zusätzlicher Stressfaktor unserer Zeit ist sicherlich auch das *Internet*, vielmehr die *sozialen Medien*. Viele Kinder und Jugendliche bewegen sich bereits früh auf diesen Plattformen und nutzen sie für den Austausch untereinander. Das hat sicherlich einige Vorteile. Man kann sich vernetzen, austauschen und das auch über größere Entfernungen hinweg. Es birgt aber auch diverse Gefahren.

Im Netz geht es darum, sich von seiner besten Seite zu zeigen, gut auszusehen, tolle Dinge zu tun oder tolle Sachen zu besitzen. Ein bisschen viel „Show and Shine" oftmals. Das wahre Leben findet hier nicht statt. Es geht häufig um besser, toller, schöner. Ob sich der Mensch gerade wirklich gut fühlt, wird nicht hinterfragt. Jeder will toll sein, auf der Jagd nach möglichst vielen Likes und einer großen Community.

- Was macht das mit uns und unseren Kindern?
- Wann und wo findet wirkliches Leben und Erleben statt?
- Die virtuelle Welt ist eine Scheinwelt, in der jeder sein kann, was er will? Doch was hilft das im echten Leben?
- Oder macht es noch zusätzlichen Stress?

Kürzlich erschien bei *GEO Online* der Artikel eines Fotografen, der Teenager selbstständig ihre Selfies mit Photoshop verändern ließ. Sie veränderten ihr Gesicht mit der Absicht, dann mehr Likes in den sozialen Netzwerken zu erhalten. Das Ergebnis war, wie ich finde, erschreckend. Aus schönen Gesichtern wurden maskenhafte, teils aliengleiche Gesichter. Es hatte nichts Natürliches mehr und zeigt deutlich, was unsere Kinder als erstrebenswert in unserer Gesellschaft halten. Das muss sich ändern. Denn mit diesem Verhalten mag es in der virtuellen Welt viele Likes geben, aber im echten Leben wartet dann im Umkehrschluss Unzufriedenheit, Selbstkritik und Leistungsdruck.

Deshalb benötigen unsere Kinder Strategien und Werte in dieser Welt, die wieder zeigen, was wirklich zählt. Echte, einzigartige Menschen und Austausch, Kommunikation, Berührung untereinander! Diese Aufmerksamkeit benötigen sie auch von ihren Eltern. Leider nimmt auch hier die Zahl der Eltern zu, die mehr auf ihr Smartphone schauen, als im Kontakt mit ihrem Kind zu sein. Wer in letzter Zeit mal auf einem Spielplatz unterwegs war, der weiß, was ich meine. So ist unsere technikaffine Welt Segen und Fluch zugleich. Es gilt, wie bei allem, ein gutes Mittelmaß zu finden. Die Menge macht das Gift.

TIPP

Finde heraus, wo deine Stressoren sind. Wo kannst du in deinem Alltag kurze Momente der Ruhe einbauen?

9

Warum Meditieren hilfreich ist – auch für die Körperarbeit

Möglicherweise hast du bereits eine eigene Achtsamkeits- oder Meditationspraxis. Vielleicht hast du damit aber bislang auch noch nichts am Hut und fragst dich, was das soll.

Dass *Meditieren* auf vielfachen Ebenen ein Gewinn sein kann, zeigen mittlerweile viele Untersuchungen, Bücher und Filme, die sich diesem Thema widmen. Auch für mich gehört Meditation zu meiner täglichen Praxis. Denn ich habe erlebt, wie gut es mir tut und welchen Gewinn ich davon habe. Zu Beginn meiner Yogapraxis war Meditation jedoch noch sehr komisch für mich, es hatte so einen esoterischen Charakter. So, wie ich mir auch unter Yoga zu Beginn vorgestellt habe, dass man da hauptsächlich rumsitzt und Om singt. Es lebe das Vorurteil.

Auch wenn das schon über 20 Jahre her ist, hat es bis heute in vielen Köpfen Bestand. Tatsächlich gibt es unterschiedliche Möglichkeiten der Meditation, sogar dynamische, man muss sich also nicht einmal ganz ruhig hinsetzen. Doch das vielleicht Schwierigste daran ist die Ruhe, an nichts zu denken bzw. der Versuch, das zu tun. So begann auch mein Meditationsweg: Mit der Anleitung der Yogalehrerin, sich hinzusetzen, die Augen zu schließen und dann den Kopf leer zu machen.

Den Kopf leer machen? Von wegen. Jetzt war mein Kopf voll von überflüssigen Gedanken. Geht das überhaupt, nichts denken? Wir erinnern uns an die sieben rosa Elefanten, nicht dran denken? Fehlanzeige, da war doch was mit dem Wörtchen „nicht" und unserem Gehirn? Also habe ich das mit dem Meditieren erst einmal gelassen. Weil auch ich dachte, ich kann das nicht bzw. bin hierfür einfach nicht geeignet.

Entspannen mit einer Geschichte oder *Yoga Nidra* (auch Schlaf des Yoga genannt, eine Tiefenentspannung mittels unterschiedlicher Techniken), das klappte prima, aber meditieren sollten mal die Profis in Indien. Doch das Thema ließ mich, ähnlich wie die Philosophie, nicht wirklich los und so beschäftigte ich mich immer wieder damit. Probierte verschiedene Techniken aus, besuchte Weiterbildungen. Und tatsächlich stellte ich nach einigen Monaten fest, dass es immer besser klappte. Kurzzeitig war tatsächlich mal Stille im Kopf, kein Affe in Sicht und das fühlte sich richtig gut an.

Ich stellte fest, dass ich auch andere Vorteile aus der Meditationspraxis zog. Ich konnte mich besser fokussieren und konzentrieren, ich fühlte mich weniger gestresst, ich war weniger krank (zumindest führe ich das auch auf die Praxis zurück) und ganz allgemein fühlte ich mich zufriedener und ausgeglichener. Auch heute hilft mir eine kurze Meditation, wenn ich zu viel im Außen und/oder gestresst bin bzw. mich wieder fokussieren will.

Wesentlich beigetragen zu meinem Verständnis und zu meiner Liebe zur Meditation hat Anna Trökes, die ohne Frage eine wunderbare und inspirierende Lehrerin ist. Ihr Wissen ist wirklich umfangreich und sie hat es geschafft, mir die großen Fragezeichen zum Thema Meditation zu entfernen. Ein Geschenk für mich war die Drei-Minuten-Meditation, die Anna uns gelehrt hat und die ich sehr gerne mit dir teilen möchte, da sie vielleicht auch dir einen neuen/anderen Zugang zur Meditation eröffnet. Du kannst diese Meditation übrigens auch wunderbar mit Schulkindern und Jugendlichen üben. Du findest sie am Ende des Kapitels als Übung.

Ich möchte Annas wunderbar einfaches Bild heranziehen, um zu erklären, warum Meditation hilfreich ist: Stelle dir vor, du sitzt in einem kleinen roten Schlauchboot, das auf einem Wildwasserfluss unterwegs ist. Wenn du jetzt die Krise bekommst und in deinem Boot herumzappelst, ist die Gefahr äußerst groß, das Boot zum Kentern zu bringen. Bist du aber in der Lage, dich ruhig in das Boot zu setzen und abzuwarten, bis die Stelle mit dem Wildwasser vorüber ist, dann wirst du ganz entspannt im ruhigen Flusswasser ankommen.

Das lässt sich ganz wunderbar auf unser Leben übertragen. Meditation kann dir helfen, in Situationen des Lebens, die dich stark herausfordern, die Ruhe zu bewahren, denn schließlich geht alles einmal vorüber und es werden auch wieder ruhigere Zeiten kommen. Meditieren wirkt auf unseren Parasympatikus, den wir im vorigen Kapitel bereits kennengelernt haben. Meditation wirkt in vielfacher Hinsicht positiv auf unsere psychische sowie physische Gesundheit.

Ich möchte an dieser Stelle nur einige ihrer Vorteile nennen, die für Kinder und Jugendliche in ihrer heutigen Lebenswelt einen Gewinn darstellen: sie mindert Stressreaktionen, stärkt die Immunabwehr, stärkt die Ressilienzfähigkeit (mentale Flexibilität und Widerstandskraft), stärkt die Areale im Gehirn, die für die Stresskontrolle zuständig sind, lindert Ängste und depressive Verstimmungen, fördert erholsamen Schlaf.

Mittlerweile ist die Meditation auch bereits bei einigen Schulmedizinern angekommen, die gerade bei chronischen Erkrankungen eine Meditationspraxis empfehlen. Es lohnt sich also auf vielerlei Ebenen. Für dich, aber auch für die Menschen, mit denen du arbeitest. Denn wenn du ausgeglichen und ruhig bist, dann wirst du das auch übertragen!

DREI-MINUTEN-MEDITATION

Setze dich bequem hin. Du musst nicht im kreuzbeinigen Sitz auf dem Boden sitzen. Auf einem Stuhl oder in einem Sessel geht das genauso gut. Nun schließe deine Augen. In der ersten Minute fragst du dich, wie es dir jetzt gerade geht (wenn möglich, ohne Bewertung). In der zweiten Minute zählst du deine Atemzüge (ein und aus = eins). In der dritten Minute schenkst du dir selbst ein Lächeln. Damit du weißt, wann die Minute jeweils vorbei ist, kannst du dir z. B. eine kostenlose Klangschalen- oder Gong-App herunterladen, hier kann man sich ganz individuell seine Zeiten einstellen.

METTA-MEDITATION

Nimm eine bequeme Sitzhaltung ein und sprich die folgenden Sätze zu dir selbst:

„Möge ich in Sicherheit sein."
„Möge ich gesund sein."
„Möge ich glücklich sein."
„Möge ich leicht durchs Leben gehen."

Du kannst die Sätze auch für andere Menschen sprechen. Für Menschen, die du liebst, aber vielleicht auch für Menschen, mit denen es gerade nicht so leicht ist ...

10

VOM WERT DER WERTE

Hast du dir schon mal die Frage gestellt, welche *Werte* dir wichtig sind. Bisweilen kann der Eindruck entstehen, als wären Werte heute nicht mehr so wichtig. Ist das so? Und warum brauchen wir Werte? Oder gab es einen Wertewandel?

Schauen wir uns doch zu Beginn erst einmal an, wie unsere Werte entstehen. Kommen wir damit auf die Welt oder sind die Werte anerzogen?

Ich persönlich habe im Rahmen meines Yogawegs begonnen, mich intensiver mit Werten zu beschäftigen. Nicht, dass ich vorher keine gehabt hätte, aber ich habe mir nie so wirklich konkrete Gedanken darüber gemacht. Doch je mehr ich in die Philosophie des Yoga eintauchte, desto mehr begann ich mich bewusster mit (meinen) Werten auseinanderzusetzen.

10.1 Regeln oder Empfehlungen?

Im Yoga gibt es die *Yamas* und die *Niyamas*. Manche bezeichnen sie als *Verhaltensregeln*, ich persönlich mag den Terminus der *Empfehlung* lieber. Regeln haben immer etwas sehr Striktes und vor allen Dingen folgt auf den Regelbruch in der Regel eine Strafe. Diese Verhaltensempfehlungen gehören im Yoga zum sogenannten *achtfachen Pfad*, den wir, von Patanjali beschrieben, im *Yogasutra* wiederfinden.

Zum achtfachen Pfad gehören, neben den Yamas und den Niyamas auch die *Asanas* (Körperübungen), *Pranayama* (Atemübungen), *Pratjahara* (das Zurückziehen der Sinne), *Dhyana* (die Konzentration auf etwas), *Dharana* (Meditation) und *Samadhi* (Erleuchtung).

An dieser Stelle möchte ich nur auf die Yamas und Niyamas eingehen, die jeweils in fünf Lebensempfehlungen unterteilt sind. Sie stellen so etwas wie die yogischen Werte dar und lassen sich ganz wunderbar auf unser Alltagsleben übertragen. Die **Yamas** sind die Empfehlungen im Umgang mit anderen. Zu ihnen zählen:

- **Ahimsa** (*Gewaltlosigkeit*): Dies meint nicht nur die körperliche Gewaltlosigkeit, denn dass wir niemandem vors Schienbein treten, weil er nicht nett zu uns ist, steht wohl außer Frage. Es meint vielmehr auch die Gewaltlosigkeit in unseren Worten und Taten. Häufig merken wir gar nicht, wie aggressiv unsere (Körper-)Sprache ist.
- **Satya** (*Wahrhaftigkeit*): Wahrhaftig zu sein, meint, ehrlich zu sein (auch zu sich selbst), aber vor allem auch zu prüfen, ob das, was ich sagen möchte, auch wirklich notwendig ist. Eine gute Hilfe für mich ist immer die Frage: „Ist das, was ich sagen möchte, für mein Gegenüber hilfreich?", denn manchmal ist weniger durchaus mehr.
- **Asteya** (*nicht stehlen*): Hier ist nicht nur das faktische materielle Stehlen gemeint, sondern auch das Stehlen von Zeit. Komme ich immer 15 Minuten zu spät, stehle ich demjenigen, der auf mich wartet, Zeit. Hierzu gehört auch das Stehlen von Gedankengut etc.
- **Brahmacharyia** (*Mäßigung*): In den alten Übersetzungen wird hier häufig die sexuelle Mäßigung angesprochen. Doch für mich ist es die Mäßigung in vielerlei Bereichen. Wir

leben heute in einer Welt des Überflusses und haben von einigen Dingen unglaublich viel. Hier kann man sich selbst überprüfen, ob man ein gewisses Maß halten kann und vielleicht auf Dinge, wie z. B. das fünfte Paar schwarze Stiefel, verzichten kann.

- **Aparigraha** (*nicht anhaften*):. Aparigraha passt für mich sehr gut zu Brahmacharyia, denn wenn ich Maß halten möchte, bedeutet das, mich von manchen Dingen zu lösen. Es kann aber auch bedeuten, mich von Menschen zu lösen, die mir nicht guttun, sogenannte *Energieräuber* zum Beispiel.

Zu den **Niyamas**, den Empfehlungen im Umgang mit uns selbst, gehören:

- **Shauca** (*Reinheit, Sauberkeit*): Es geht hier sicherlich auch um die Sauberkeit auf der körperlichen Ebene, aber auch um die „Sauberkeit" in unserem Kopf. Es macht einen Unterschied, was und wie wir denken. Sind alle Ampeln rot oder sehe ich auch die grünen?
- **Santosha** (*Zufriedenheit*): Wir leben in einer Gesellschaft des Mangeldenkens. Gehen wir abends schlafen, haben wir nicht genug gearbeitet oder dies und jenes nicht geschafft. Stehen wir morgens auf, dann haben wir meist nicht genug geschlafen. Es scheint, als wären wir hauptsächlich damit beschäftigt, das zu sehen, was uns fehlt (was auch hirnphysiologisch zu erklären ist, aber das würde hier zu weit führen). Wir können uns tatsächlich in Zufriedenheit üben, indem wir unseren Fokus darauf richten und mehr die Dinge wahrnehmen, die schön sind oder uns gut gelungen sind.
- **Tapas** (*Selbstdisziplin*): Ein wichtiger Punkt, wenn wir etwas erreichen wollen, gleichgültig, was es ist. Du möchtest gesünder essen? Dann brauchst du Disziplin, um das umzusetzen. Du möchtest eine regelmäßige Yogapraxis in deinen Alltag integrieren? Dann braucht es Selbstdisziplin und Durchhaltevermögen. Wir schaffen nichts Neues und lernen nicht innerhalb von Minuten, Dinge brauchen Zeit. Dranbleiben lohnt sich!
- **Svadhyaya** (*Selbstreflexion*): Vielleicht kennst du das auch, dass dir immer wieder die gleichen Dinge passieren und du dich fragst, warum das so ist. Ein Blick hinter (deine) Kulissen ist hier hilfreich, also mal hinter die eigene Fassade zu schauen. Was sind meine Glau-

benssätze? Welche Schatten habe ich? Warum reagiere ich, wie ich reagiere? Warum bringt mich dieser Mensch so auf die Palme? Zur Selbstreflexion kann es extrem hilfreich sein, mit einem guten Lehrer, Coach oder Therapeuten zu arbeiten. Auch hier muss jeder den für sich passenden Weg finden.

- **Ishvara Pranidhana** (*Vertrauen*): Vertrauen zu haben, dass sich die Dinge schon regeln werden. Bisweilen machen wir (ich eingeschlossen) uns unglaublich viele Gedanken, was wäre, wenn, und so weiter. Häufig lassen sich die Dinge aber so gar nicht lösen, da zu viele Dinge im echten Leben mit hineinspielen. Deshalb legt uns die Yogaphilosophie nahe, im Vertrauen zu bleiben. Es wird vielleicht nicht immer alles gut im Sinne von „eitel Sonnenschein", aber alles, was passiert, kann uns etwas lehren und zu unserer Weiterentwicklung beitragen. Habe Vertrauen, dass alles gut werden wird.

TIPP

Such dir jede Woche ein Yama oder Niyama aus, mit dem du dich näher beschäftigst. Schreibe deine Gedanken dazu auf, meditiere darüber, richte deine Yogapraxis danach aus. Nimm wahr, ob du Veränderungen siehst, an dir und wie du vielleicht deine Umwelt wahrnimmst bzw. von ihr wahrgenommen wirst!

Die Yamas und Niyamas sind also so etwas wie Werte, die wir uns als Empfehlung im Umgang mit anderen und uns selbst nehmen können. Was genau der einzelne Wert oder die Empfehlung für dich bedeutet, kannst du nur selbst herausfinden. Hinzu kommt, dass die Übersetzungen der alten Schriften aus dem Sanskrit sehr viel Spielraum ermöglichen.

Sanskrit ist eine mehrere tausend Jahre alte Sprache. Über ihr genaues Alter herrscht Uneinigkeit. Es ist für die Inder in etwa das, was Latein für uns Europäer ist. Viele alte Texte wurden hierin verfasst, aber gesprochen wird sie nicht. Das macht die Übersetzungen auch nicht so leicht, da es viele feine Unterschiede in der Bedeutung einzelner Zeichen gibt. Deshalb gibt es zu den einzelnen Texten meist auch diverse Übersetzungen. Was aber wiederum den Vorteil hat, dass jeder ganz individuell seinen Sinn in den Worten finden kann. Das zeigt schon, dass auch Dogmen hier, aus meiner Sicht, nicht angebracht sind.

Schon aufgrund der Sprache bietet uns die Yogaphilosophie einen großen Interpretationsspielraum. Es lohnt sich also sehr, sich einmal tiefer damit zu beschäftigen, auch weil man wirklich viel über sich selbst und den eigenen Umgang mit sich und anderen lernt. Außerdem bin ich der Überzeugung, dass wir gerade, wenn wir mit Menschen arbeiten, gut daran tun, uns selbst ganz gut zu kennen.

10.2 Was würdest du tun?

Ein Beispiel: Ich denke, wir sind uns einig darüber, dass man nicht stehlen sollte. Nun stelle dir vor, du lebst in einem Krisengebiet. Dein Kind hat Hunger. Du hast kein Geld. Auf dem Markt stielst du aus lauter Verzweiflung einen Apfel, um etwas zu essen für dein Kind zu haben. Du merkst, worauf ich hinauswill?! Wie definierst du diesen Diebstahl, denn faktisch gesehen bleibt es das: ein Diebstahl. Eine Frage der Bewertung also. Alles hat mehr als nur eine Sichtweise. Es ist eine Frage der aktuellen Lebenssituation, deiner Erlebnisse und wie du die Welt siehst.

Nehmen wir noch ein anderes Beispiel: Deine Freundin hat sich ein neues Kleid gekauft, das ihr nicht wirklich schmeichelt, im Gegenteil. Wenn du ehrlich sein willst, müsstest du ihr nun sagen, wie furchtbar sie darin aussieht (was natürlich auch wieder nur eine individuelle Meinung ist), das würde sie sicher verletzen, was wiederum in Konflikt mit Ahimsa, nicht gewalttätig zu sein (Auch in der Sprache!), steht. So muss in jedem speziellen Fall jeder für sich selbst einen Weg finden.

Und diese Wege bedeuten, auch festzustellen, welche Werte z. B. besonders wichtig sind. Sicher gibt es Dinge, da verstehst du keinen Spaß. Bei mir wäre das z. B. bei Ungerechtigkeit. Wenn jemand ungerecht behandelt wird, habe ich keine Toleranz, das muss ich dann klären. Anders z. B. bei Kindern, die im Yogakurs etwas bewegter sind. Hier habe ich recht viel Langmut und bin in der Lage, gewisse Regeln hier auch etwas weiter auszudehnen. So ist das mit allem.

Es gibt Menschen, die haben keinerlei Toleranz, wenn jemand zu spät kommt, andere stört auch eine Verspätung von 20 Minuten nicht. Jeder ist eben anders, auch ein Grund, warum der Wert der Toleranz kein unerheblicher im sozialen Miteinander sein sollte. Deshalb hier nochmals meine Einladung an dich, dich einmal mit deinen Werten auseinanderzusetzen. Im Internet finden sich Webseiten zum Thema, hier findest du Tabellen zu Werten und auch zur Arbeit damit.

Ich fand es z. B. sehr hilfreich, mir eine Tabelle zu machen, in der ich die Werte nach ihrer Wichtigkeit für mich eingetragen habe: Ist mir sehr wichtig, hier kann ich ab und zu geben, ist mir nicht so wichtig. Danach hatte ich ein erstaunlich gutes Bild von dem, was mir wichtig ist und es half mir auch, zu verstehen, wo meine Triggerpunkte so sind ...

10.3 Wertewandel

Eine Frage, die wir uns an dieser Stelle noch stellen sollten, ist, ob sich unsere Werte gewandelt haben. Stehen in unserer heutigen Gesellschaft noch dieselben Werte hoch im Kurs, wie beispielsweise vor 100 Jahren? Eine gute Frage. Es scheint, als ob wir heute Werte in unserer Gesellschaft als wichtig erachten, die im Gegensatz zu unserer Gesundheit und unserem sozialen Miteinander stehen.

Was meine ich damit? Produktivität und Funktionalität sind Werte in der heutigen Arbeitswelt, die hoch angesehen sind. Da bekommen wir in der Werbung gezeigt, dass wir bei Krankheit ein bestimmtes Medikament einnehmen und dann frisch und frei zur Arbeit (oder in die Schule) gehen können. Dabei wissen wir, unser Körper braucht zur Genesung vor allem eins: Ruhe und auch Zeit. Es scheint mehr im Vordergrund zu stehen, effektiv und produktiv zu arbeiten, als auf sich selbst und seinen Körper zu hören. Und das lernen schon unsere Kinder. „Du musst besser sein als die anderen, schneller, schlauer, produktiver, lauter."

Doch was bedeutet das für unser soziales Miteinander? Immer wieder gibt es Stimmen, die sagen, wir würden die Generation „Ego" erziehen.

Besser Einzelkämpfer, statt soziales Gruppenmitglied?

Was macht das mit uns? Mit unseren Kindern? Wir haben schon zu Anfang gesehen, dass wir soziale Wesen sind, die Bindung brauchen. Wie bitte schön kommen wir dann auf die Idee, dass es alleine besser geht? Ich möchte das doch äußerst kritisch hinterfragen. Und was Stress mit uns macht, haben wir im vorangegangenen Kapitel beleuchtet. Nehmen wir, zur Verdeutlichung, den Wert der Sparsamkeit als Vergleich. Noch vor 1-2 Generationen bezog sich dieser Begriff auf die finanzielle Situation. Man sparte für ein Auto, einen Urlaub, ein Eigenheim. Heute verbinden wir mit Sparsamkeit häufig den Umgang mit unseren Ressourcen (Wasser, Rohstoffe etc.).

10.4 Werte vermitteln und vorleben

Für mich ist die Vermittlung von Werten ein sehr wichtiger Teil in meiner Arbeit. In meinen Yogakursen (nicht nur bei den Kindern) und auch beim Thai-Kinderyoga bieten sich immer wieder gute Möglichkeiten, hierüber ins Gespräch zu kommen. Vor allem den Kindern Werte zu erklären und auch darüber zu diskutieren, ist für mich ein wichtiger Teil von Yoga. Damit ich das glaubhaft kann (auch um ein Vorbild zu sein), macht es Sinn, dass ich meine Werte kenne und authentisch nach ihnen lebe.

Kinder brauchen Grenzen, die ich ebenfalls über Werte vermitteln kann, beispielsweise, dass wir einander zuhören, weil das etwas mit Wertschätzung der anderen Person zu tun hat. Ohne Grenzen weiß ich nicht, wo ich anfange und aufhöre. Ein Kind ohne Grenzen, wird diese immer exzessiver testen, um endlich eine Begrenzung zu erhalten, die ebenfalls Schutz und Sicherheit bedeutet. Denn wie soll mich Mama oder Papa vor großen Gefahren schützen, wenn er/sie sich nicht mal mir gegenüber abgrenzen kann?

Im Bereich der Kommunikation sei hier noch die gewaltfreie Kommunikation nach Marshall Rosenberg (2017) erwähnt, die ein äußerst hilfreiches Tool in der Arbeit (und auch im Privaten) mit Menschen sein kann. Für diese Form der Kommunikation ist ein reicher Wortschatz der Bedürfnisse und Gefühle absolut von Vorteil.

Ein Hoch auf die Werte also, denn ohne Werte funktioniert soziales Miteinander nicht und für eine Gesellschaft, die sich achtet und unterstützt, für liebevollen und respektvollen Umgang miteinander, braucht es Werte. Also klopfen wir den Staub ab und erkennen wieder, was wirklich wichtig ist, ganz individuell, aber auch gesamtgesellschaftlich.

TIPP

Erstelle dir eine Wertetabelle. Schaue, was dir wirklich wichtig ist und worauf du vielleicht auch verzichten kannst. Überprüfe diese Tabelle hin und wieder. Denn der Wert der Werte ist wandelbar!

Teil B

Thai-Kinderyoga

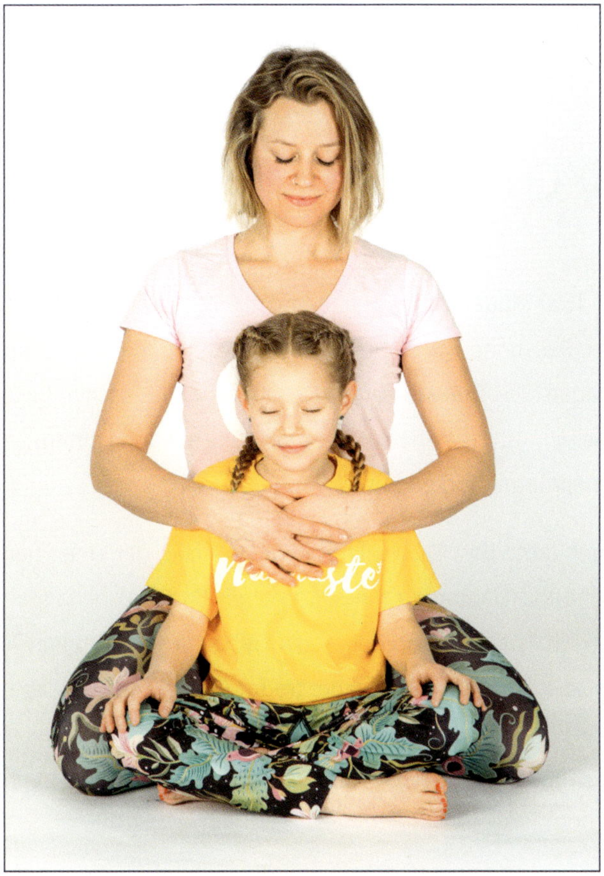

11

THAI YOGA

Bevor ich näher auf Thai-Kinderyoga eingehe, möchte ich zuerst *Thai Yoga* näher beleuchten, denn es ist einer der Bausteine von Thai-Kinderyoga. Beginnen wir zunächst mit einer kurzen Reise zu den Ursprüngen. Die Thai-Massage ist den meisten Menschen bekannt. Doch entgegen ihrem Namen, der die Vermutung nahelegt, dass sie aus Thailand kommt, geht man heute davon aus, dass sie ihren Ursprung in Indien hat.

Vor etwa 2.500 Jahren lebte dort Dr. Jivaka Kumar Bhaccha, der einen hervorragenden Ruf genoss und sogar Siddhartha Gautama (den historischen Buddha) behandelt haben soll. Für ihn wird auch heute noch in Thailand traditionell ein Gebet zu Beginn einer Thai-Massage-Session gesprochen. Ob er tatsächlich der Entwickler der traditionellen Thai-Massage ist, wie sie auch heute noch gelehrt wird, wird an manchen Stellen bezweifelt. So kann heute nicht mehr genau festgestellt werden, wie die Thai-Massage nach Thailand kam und wo genau sie ihren Ursprung hatte.

Die ältesten, bekannten Darstellungen der Thai Yoga-Körperarbeit finden sich auf 60 Steintafeln aus dem Jahre 1832, die eine komplette Landkarte des menschlichen Energiekörpers darstellen. So wurde die Thai-Massage ein wichtiger Bestandteil der thailändischen Kultur und ist es auch heute noch.

In seinem ursprünglichen Sinn war und ist es eine wirkliche (Heil-)Kunst, die über den Körper auch den sogenannten *Energiekörper* und den emotionalen und psychischen Körper zu erreichen vermag. Dass die Thai-Yoga-Massage zu uns in den Westen gelangte und hier mehr Verbreitung erfuhr, ist vor allem das Verdienst von Harald Brust (auch bekannt als *Asokananda*). In den 1980er- und 1990er-Jahren war er einer der Ersten, der in Thailand die Thai-Massage erforschte und dann über seine Bücher immer mehr Menschen zugänglich machte.

11.1 Was macht Thai Yoga aus?

Thai Yoga, wie ich es gelernt habe, ist eine Mischung aus Thai-Massage, Anusara Yoga und Ayurveda, zusätzlich fließen auch Aspekte aus der Osteopathie und der Physiotherapie ein, begründet von meinen Lehrer Tobias Frank. Im Thai Yoga sprechen wir von einem „Geber" und einem „Empfänger". Der Empfänger hat nichts zu tun, außer loszulassen. Der Geber tut quasi alles, klingt gut – oder?

Vor allem die Position des Empfängers klingt erst einmal ganz wunderbar: nichts tun, einfach den Geber tun lassen und entspannen. Doch was so einfach ist, stellt sich in der Realität mitunter als echte Herausforderung dar. Es ist nämlich gar nicht so einfach, „nichts zu tun". Gerne reichen die Empfänger mal einen Arm oder ein Bein an, doch das ist nicht im Sinne des Erfinders. Denn tatsächlich geht alle Aktion vom Geber aus. Der Geber bewegt sozusagen den Empfänger. Dies kann anfangs eine wirkliche Herausforderung für den Empfänger (einerlei, ob groß oder klein) darstellen, denn wir sind es in der Regel nicht gewohnt, einfach mal nichts zu tun.

Wobei anzumerken ist, dass Kindern dieses „Nichtstun" häufig leichter fällt als uns Erwachsenen, bzw. sie sich schneller auf diese Rolle einlassen können. Mein Lehrer Tobias hat deshalb Thai Yoga auch augenzwinkernd einmal Yoga für Faule genannt.

Thai Yoga in Worte zu fassen, fällt mir tatsächlich nicht so leicht. Ich bin der Überzeugung, dass Worte nicht annähernd in der Lage sind, zu beschreiben, was man in einer Thai-Yoga-Session erlebt. Trotzdem werde ich es natürlich versuchen, bestmöglich in Worte zu fassen, jedoch kann ich nur jedem Menschen ans Herz legen, es einmal selbst ganz praktisch zu erfahren. Es ist wie mit allem, die wahre Essenz können wir nur selbst erleben, erspüren. Aus einer Erzählung können wir niemals den gesamten Gewinn oder das vollkommene Gefühl der Situation erleben bzw. mitfühlen.

Thai Yoga bietet uns die Möglichkeit, auf vielen verschiedenen Ebenen zu arbeiten. Es werden Gelenke bewegt und mobilisiert. Wir arbeiten am Fasziengewebe, von dem man heute weiß, welch wirklich wichtige Funktion es für unseren Körper und unsere Gesundheit hat. An dieser Stelle sei die Forschung von Prof. Dr. Schleip erwähnt, der führend auf diesem Gebiet ist und etliches hierzu veröffentlicht hat. Ein wirkliches spannendes Thema, das hier allerdings in seiner Ausführung den Rahmen sprengen würde!

Mit Thai Yoga arbeiten wir auch an den Körperlinien. Hierzu gibt es unterschiedliche Konstrukte. Im Yoga werden die Energielinien *Nadis* genannt, in der TCM sind es die *Meridiane* und in der Körperarbeit nennt man sie *Sen-Linien*. Welchem Konstrukt du dich verbunden fühlst, ist hierbei, meiner Meinung nach, nicht essenziell, denn ich halte es gerne mit dem Satz meines Lehrers: „Der Körper verfügt über mehr als 72.000 Energielinien, irgendeine triffst du immer." Diesen Satz finde ich deshalb gleichwohl auch sehr erleichternd, da er Druck von uns nimmt („hoffentlich bin ich auch auf Linie A und nicht auf B ...") und uns somit auch hilft, nicht so sehr in unserem Kopf zu sein, sondern zu spüren und zu vertrauen.

Außerdem erwähnte ich ja bereits, dass es Konstrukte sind, also Vorstellungen, die wir uns aufgrund gewisser Forschungen oder Erfahrungen gemacht haben. Und wir wissen ja bereits, dass jeder ein anderes Empfinden bzw. seine eigene Realität hat, deshalb halte ich es hier auch gerne wieder mit der Empfehlung, den Kopf aus- und das Fühlen einzuschalten!

Mittels verschiedener Drucktechniken können wir in dieser Form der Körperarbeit auch sehr gut Verspannungen und Blockaden lösen. Vor allem der Schulter-Nacken-Bereich ist bei den meisten Menschen eine stark verspannte Region. Häufig nehmen wir Verspannungen in unserem Körper gar nicht wirklich wahr. Erst wenn sich hierdurch Schmerzen oder Fehlhaltungen einstellen, werden wir aufmerksam. Ein kurzes Beispiel zur Verdeutlichung sind unsere Füße. Hier kannst du ein kleines Experiment machen, dazu benötigst du einen Tennisball o. Ä.

ÜBUNG
DIE FÜSSE ROLLEN

Stelle dich aufrecht hin, die Füße sind etwa hüftweit geöffnet. Nun lasse dich ganz locker und entspannt ohne Druck nach unten in eine Vorbeuge sinken. Nimm wahr, wie tief deine Vorbeuge ist, ohne dass du nachfederst oder dich weiter nach unten schiebst. Nun nimm dir den Tennisball und lege ihn unter deinen rechten Fuß etwa in Höhe der Fußballen.

Beginne, den Ball sanft unter der Fußsohle entlang hin- und herzurollen. Möglicherweise spürst du Stellen, die sich nicht sehr angenehm anfühlen. Das sind häufig Verspannungen der Plantarfaszie, die die Fußsohle entlangläuft. Suche dir 2-3 dieser Stellen aus und lasse dann den Ball ganz sanft einen Moment hier in das Gewebe einsinken.

Löse nach 3-5 Atemzügen und rolle noch einen kleinen Moment deine Fußsohle entlang. Dann lege den Ball zur Seite. Stelle dich wieder hüftweit hin und komme noch einmal in eine sanfte Vorbeuge. Nimm wahr, ob du einen Unterschied spürst. Komme dann langsam wieder zum Stehen und lege den Tennisball unter deinen linken Fuß. Wiederhole hier das Rollen und Triggern der 2-3 Punkte. Anschließend komme noch einmal in eine Vorbeuge. Nimm wahr, ob es einen Unterschied gibt.

Häufig ist hier zu beobachten, dass die Vorbeuge nach dem Rollen der Füße leichter und tiefer geht. Ähnliches erreichen wir im Thai Yoga durch die Druck- und Dehntechniken, die wir passiv am Körper des Empfängers ausführen. Das liegt daran, dass unser ganzer Körper miteinander in Verbindung steht. Faszien durchziehen unseren kompletten Körper. Alle Muskeln und auch Organe sind von Fasziengewebe umhüllt. Das bedeutet, dass eine Verspannung oder Verklebung an einer Stelle des Körpers durchaus Auswirkungen auf andere Bereiche des Körpers haben kann. So entstehen möglicherweise Schmerzen an einem Teil des Körpers, doch die Ursache liegt woanders.

Zusätzlich zu den bereits genannten Aspekten findet über verschiedene Techniken achtsame und liebevolle Berührung statt, die, ohne eine Gegenleistung zu fordern, erbracht wird. Dies alles kann zu einer tiefen Entspannung führen und ist, für mich persönlich, mit nichts anderem wirklich vergleichbar. Entspannung, wie sie uns z. B. aus *Savasana* im Yoga bekannt ist, ist eine andere Form.

Beim Thai Yoga hat, durch die oben genannten Aspekte, unser „Affengeist" die Möglichkeit, viel schneller leise zu werden. Zusätzlich erhalten wir Unterstützung im Loslassen, da wir von einem anderen Menschen berührt werden. Für mich liegt das Geheimnis von Thai Yoga in der achtsamen, liebevollen Berührung und in der vollkommenen Hinwendung zu diesem einen Menschen, genau im Hier und Jetzt. Wann hast du das zum letzten Mal erfahren? Ein Mensch schenkt dir seine 100 %ige Zuwendung für 60 oder gar 90 Minuten? Ich kann dir sagen, dieses Erlebnis wird unvergesslich bleiben!

Damit dieses Erlebnis unvergesslich bleibt, gilt es, ein paar Dinge zu beachten, die ich in Kap. 4 beschrieben habe.

TIPP

Nimm dir einen Moment Zeit, um ins Spüren zu kommen. Dies kannst du sowohl im Sitzen als auch im Liegen machen. Nimm deinen Körper wahr. Nimm die Auflagepunkte des Körpers wahr. Reise durch deinen Körper und versuche, Verspannung wahrzunehmen. Wo kannst du mehr loslassen, weicher werden? Nimm den Unterschied zwischen Anspannung und Entspannung wahr.

12

KINDERYOGA

Dass Yoga auch Kindern guttut, ist mittlerweile hinreichend bekannt. Es gibt viele Bücher zum Thema und mehr und mehr kommt Yoga auch in Schulen und pädagogischen Einrichtungen an. Als ich mit Yoga begann und dies auch meinen Schülern ermöglichen wollte, steckte Yoga für und mit Kindern noch in den Kinderschuhen. Längst war es noch nicht so weit verbreitet, wie dies heute der Fall ist.

Manchmal werde ich auch heute noch gefragt, ob Kinder Yoga brauchen und warum. Und ich muss sagen, ja, vielleicht brauchen sie es heute sogar mehr denn je. Ein Hauptgrund sind sicherlich die gestiegenen Anforderungen. Kinder sind heute schon früh in sämtlichen Bereichen gefördert. Alle Eltern wollen natürlich nur das Beste für ihr Kind. Am besten Abitur, mehrere Sprachen fließend sprechen, mindestens ein Musikinstrument beherrschen und natürlich auch sportlich erfolgreich sein. Wir sprachen bereits darüber, wie voll mitunter die Tage unserer Kinder heute sind. Sich einfach auf dem Heimweg von der Schule verabreden und dann raus mit dem

Fahrrad in Feld und Wald, heimkommen, wenn es dunkel wird, ohne Helikoptereltern, die zu jeder Zeit das Kind per Handy erreichen können, das ist heute nicht mehr der Fall.

Es gibt einen starken Unterschied in der Erlebniswelt unserer Kinder heute zu der damaligen in meiner Kindheit. Nach und nach haben unsere Kinder ihre Spielmöglichkeiten verloren. Welche Kinder spielen heute noch in Feld und Wald (ohne Eltern), geschweige denn auf der Straße (viel zu gefährlich heutzutage)? Auf den Spielplätzen ist bisweilen die Anzahl der Erwachsenen höher als die der Kinder. Hinzu kommt, dass Eltern heute ängstlicher erscheinen. Kinder werden zunehmend eingeschränkt, anstatt ihrem natürlichen Explorationstrieb Raum zu geben. Natürlich war nicht alles besser früher, es gibt viele Dinge, die heute wirklich toll und eine echte Bereicherung für unsere Kinder sind. Doch was wir trotzdem nicht vergessen dürfen, ist, dass der schnellere und stärkere Wettbewerb heute auch seinen Preis hat.

12.1 Bewegung vs. Ruhe

Hinzu kommt ein wesentlicher kultureller Faktor. Unsere Gesellschaft hat keine Kultur der Kontemplation, des Rückzugs, welche wir weitergeben könnten. In anderen Kulturen, in denen z. B. Religion eine größere Rolle spielt, gibt es meist auch Rituale und Initiationsriten, die zum Heranwachsen einfach dazugehören. Da wird vielleicht gebetet, oder es gibt andere Rituale der Stille, des Innehaltens, des Zur-Ruhe-Kommens. Wir kennen meist eher schneller, besser, weiter. Und was wird das wohl mit unseren Kindern machen?

Dass Nachtschlaf nicht ausreichend ist, um dem Körper und dem Geist Ruhephasen zu gönnen, ist mittlerweile bekannt. Wir brauchen zusätzliche Phasen des Innehaltens, der Besinnung, gegebenenfalls der Meditation. Für mich **sind** Kinder Yoga.

Wer schon mal versucht hat, einen Dreijährigen zum Essen und somit weg von seinem vertieften Spiel zu rufen, der weiß, was ich meine. Kleine Kinder sind in der Lage, ganz in ihr Tun versunken zu sein, im Grunde das, was wir als Achtsamkeit bezeichnen, nur wissen sie eben nicht, dass sie es sind. Sie haben noch keine Worte für ihre Fähigkeiten. Wir kommen perfekt ausgestattet auf diese Welt, man könnte sagen, Lieferung im perfekten Zustand. Im Laufe unseres Erwachsenwerdens verlieren wir doch einiges davon bzw. bekommen es abtrainiert, da die Gesellschaft auf diese Fähigkeiten keinen gesteigerten Wert legt. Und irgendwann sind wir dann groß, haben vielleicht ein Haus gebaut, ein Kind bekommen, den Partner fürs Leben gefunden und einen tollen Job. Und dann die Frage: „Bin ich glücklich?" Was braucht es zum Glücklichsein?

Und dann beginnen wir, uns mithilfe von Yoga, Meditation, Achtsamkeitsschulungen oder anderem, all das wieder mühsam zu erarbeiten, was wir doch in unserer Grundausstattung bereits hatten, irgendwie verrückt, oder? Deshalb war und ist für mich Yoga schon lange eine wunderbare Möglichkeit, Kinder in ihrem Selbst und in ihren Fähigkeiten zu bestärken. Unter anderem bekommen sie Worte für diese. Es ist hilfreich, zu wissen, dass ich achtsam bin und was das bedeutet. So kann ich besser darauf achten, es zu erhalten bzw. bewusst damit umgehen.

Wer schon einmal ein Kind beim Heranwachsen beobachtet hat, kann feststellen, dass sie aus sich heraus viele Haltungen einnehmen, die wir aus dem Yoga kennen. Das Kind in der Bauchlage hebt den Kopf, dies ist der *Kobra* ähnlich. Das Kind kommt in den Vierfüßlerstand, dies ist der *Katze* ähnlich. Das Kind kommt bei ersten Krabbelversuchen häufig in eine Haltung, die dem *herabschauenden Hund* ähnelt. So ließe sich eine längere Liste fortsetzen. Kinder sind neugierig, sie wollen die Welt erfahren und Bewegung ist ein wesentlicher Teil dieser Exploration. Bewegung schult die Körperwahrnehmung und die motorischen Fähig- und Fertigkeiten, auch das fördern wir beim Kinderyoga. Wir üben Konzentration, was sich positiv auf das Lernverhalten auswirkt.

Durch neue Bewegungsmuster, wie z. B. Überkreuzübungen, fördern wir die Verknüpfungen unterschiedlicher Hirnareale. Auch das Prinzip der Anspannung und Entspannung, das ein wesentlicher Teil der Yogapraxis ist, bietet Kindern einen großen Gewinn. Hierdurch erschließen sich die Kinder eine Möglichkeit des Ausgleichs und/oder Abschaltens und sind somit in der Lage, ihre Befindlichkeit selbstständig zu steuern.

Entspannung kann man anhand verschiedener Techniken lernen. Das Gute: Es ist ähnlich wie beim Radfahren oder Schwimmen, man verlernt es nicht mehr vollständig. So kann Yoga zur Verbesserung der Konzentration und zur Schulung der sinnlichen Wahrnehmung beitragen. Es fördert das Selbstvertrauen und kann mitunter eine gute Ergänzung zu anderen therapeutischen Maßnahmen darstellen. Bewegte Kinder können hier zu mehr Ruhe finden und sehr ruhige Kinder können ihr Selbstvertrauen stärken. Dies sind nur ein paar „Vorteile" von Kinderyoga.

Doch was uns beim Kinderyoga bisweilen fehlt, ist Berührung auf eine adäquate Art und Weise. Deshalb fügen wir nun zusammen, was wunderbar zusammenpasst: Kinderyoga und Thai Yoga!

TIPP

Vielleicht hast du die Möglichkeit, ein Kind beim Spielen zu beobachten. Nimm wahr, wie voll und ganz das Kind in der Situation versunken ist. Kein Wunder, dass da oftmals keine Zeit ist, um jetzt gleich zum Abendbrot zu kommen. Wann warst du zum letzten Mal so versunken in dein Tun? Und was brauchst du, damit das geschehen kann?

13

THAI YOGA TRIFFT KINDERYOGA, EINE SYMBIOSE, DIE BERÜHRT!

Im vorigen Kapitel hast du erfahren, warum ich der Überzeugung bin, dass Yoga Kindern guttut und warum sie es vielleicht mehr denn je benötigen. Mittlerweile finden sich viele Bücher, Artikel und Ausbildungen im Bereich des Kinderyoga. Und auch Forschungen zur Stressminimierung und andere Vorteile, die uns Yoga bieten kann, sind im World Wide Web und auf dem Buchmarkt hinreichend zu finden.

Yoga hat, wie bereits kurz erwähnt, viele Gewinne für Kinder. Es fördert Achtsamkeit, Resilienz, kräftigt und dehnt die Muskulatur, fördert den Gleichgewichtssinn, hilft, zur Ruhe zu kommen, und vieles mehr. Die Liste ließe sich noch endlos fortsetzen. Doch was unseren Kindern zunehmend fehlt, ist *Berührung*.

Im Laufe meiner langjährigen Arbeit mit Kindern und Jugendlichen konnte ich dies vermehrt beobachten. Kinder sehnen sich nach der ungeteilten Aufmerksamkeit und suchen immer wieder den (physischen) Kontakt. Bisweilen sitzen sie so nah neben mir, dass kein Blatt mehr zwischen uns passt. Diese Beobachtung teilen im Übrigen viele meiner (Kinderyoga-)Kollegen. Ich nahm das Bedürfnis der Kinder auf und so fand Berührung in den Kinder-Yogastunden dann vermehrt durch Partnerübungen statt. Besonders beliebt waren (und sind es immer noch) sämtliche Arten der Partnermassage mit unterschiedlichen Materialien. Deshalb findest du im Praxisteil hierzu die Lieblingsmassagen meiner Yogakinder.

Durch meine Begegnung mit Thai Yoga war mir sofort klar, dass dies ein Schlüssel sein kann. Das fehlende Puzzleteil, das mir in der Arbeit mit den Kindern noch gefehlt hat. Ich wollte dieses wundervolle Geschenk der Berührung auch Kindern zugänglich machen. Thai Yoga für Erwachsene wurde in den letzten Jahren immer bekannter und populärer, doch für Kinder gab es in diesem Bereich noch nichts. Den Ausschlag gab dann schlussendlich mein Sohn, der total begeistert war von Thai Yoga. Er konnte die passive Möglichkeit der Entspannung und Berührung sehr genießen. Und so wurde aus einer anfänglichen Idee ein konkretes Tun: Thai-Kinderyoga erblickte das Licht der Welt.

Bereits in den vorangegangenen Kapiteln habe ich erklärt, warum Berührung so wichtig ist, und beschrieben, was, nach meiner Erfahrung, das heutige Erleben vieler Kinder ist.

Kinderyoga und Thai Yoga zu verbinden und hieraus Thai-Kinderyoga zu entwickeln, war eine logische Konsequenz, die sich völlig selbstverständlich ergeben hat. Häufig werde ich belächelt, wenn ich sage, dass ich dazu beitragen möchte, die Welt ein bisschen besser zu machen. Aber so ist es. Das ist mein Antrieb. Mein Herz. Deshalb tue ich, was ich tue. Thai-Kinderyoga bietet genau das, was heute bisweilen zu kurz kommt: Qualitätszeit.

In meiner Arbeit mit Kindern mit besonderen Bedürfnissen konnte ich Thai-Kinderyoga ebenfalls umsetzen. In pflegerischen Situationen, aber auch in kleinen Einheiten im Unterricht, kamen kleine Thai-Kinderyoga-Einheiten immer wieder sehr gut an und wurden von meinen Schülern vermehrt gewünscht. Gerade in der Pflege können kleine Sequenzen für das Kind/den Jugendlichen ein wunderbares Erlebnis sein. Denn häufig wird Pflege eben getan und hat eher einen Charakter, dass sie gemacht werden muss. Durch Thai-Kinderyoga erleben auch Kinder mit Einschränkungen ihren Körper auf eine andere, vielleicht sogar neue Art und Weise. Ich wurde sehr oft mit glücklich lächelnden Gesichtern oder freudigen Lauten beschenkt, die mir zeigten, dass es eine wohltuende Berührung, Entspannung und auch Mobilisation für meine Schüler war.

Diese Vielfältigkeit ist sicher eine Besonderheit und ein Alleinstellungsmerkmal von Thai-Kinderyoga. Dadurch, dass das Kind als Empfänger nichts tun muss, ist es eine hervorragende Methode für alle Kinder, also auch im therapeutischen Kontext ein Gewinn. Die Einsatzmöglichkeiten von Thai-Kinderyoga sind hierdurch noch größer als beim Kinderyoga.

Eine Möglichkeit, Thai-Kinderyoga zu nutzen, ist natürlich auch zu Hause im familiären Rahmen. Denn auch hier bietet es viele Möglichkeiten. Eltern können mit ihren Kindern wieder mehr miteinander in Kontakt kommen und erleben sich in einer neuen Art der Beziehung (s. auch Kap. 14). Berührung auf dieser Ebene ist für alle ein Gewinn. Es gibt für mich kaum einen berührenderen Moment, als in Eltern-Kind-Workshops die Liebe und Zugehörigkeit der Familien miteinander zu spüren.

Die Fusion von Kinderyoga und Thai Yoga war also ein ganz natürlicher Prozess. Die Erfahrung aus meinem Studium der Sozialpädagogik und aus meiner langjährigen Tätigkeit im pädagogischen Bereich floss ebenso mit ein, wie die Kenntnisse aus der physiologischen und psychischen Entwicklung von Kindern.

Bereits zu Beginn des Buchs habe ich erwähnt, dass es, meiner Meinung nach, Sinn macht, eine gewisse Grundkenntnis über die Entwicklung von Kindern auf den unterschiedlichen Ebenen zu haben, da wir dann in der Lage sind, manches besser zu verstehen und möglicherweise dadurch auch anders reagieren. Wenn ich empathisch eintauchen kann in die Welt meines Gegenübers, fällt es mir leichter, Verhaltensweisen nachzuvollziehen bzw. auf den Menschen einzugehen. Je besser mein Methodenkoffer gefüllt ist und je mehr Erfahrung ich im Umgang mit Menschen sammeln kann, desto leichter kann ich mich auch frei im Unterricht bewegen bzw. mich von einem festen Konzept lösen.

Und nun wünsche ich dir viel Freude beim Ausprobieren und Entdecken. Neugierig wie ein Kind, mit spielerischer Leichtigkeit ohne Druck. Das soll Thai-Kinderyoga sein, für alle Beteiligten. Denn funktionieren müssen wir im Alltag schon genug.

TIPP

Habe Freude am Tun. Entdecke wieder dein eigenes inneres Kind. Wann hast du das letzte Mal geschaukelt oder bist in eine Pfütze gesprungen?

14

THAI-KINDERYOGA FÜR TEENAGER = THAI-TEENYOGA

Thai-Kinderyoga ist nicht nur für Kinder toll, sondern auch für *Teenager*. Hier kann ich aus eigener Erfahrung sagen, dass es gerade für Eltern eines Heranwachsenden ein echter Gewinn ist. Wer, wie ich, einen Teenager zu Hause hat, weiß vielleicht, wovon ich spreche. Die Zeit des Heranwachsens ist keine leichte, weder für die Heranwachsenden selbst noch für uns Eltern. Alles verändert sich und Veränderung hat immer auch etwas mit Loslassen zu tun. Nicht immer einfach das Loslassen. Es gibt den schönen Ausspruch, dass man den Kindern Wurzeln geben soll, wenn sie klein sind und Flügel, wenn sie größer werden. Dem stimme ich absolut zu, doch weiß ich selbst als Mama nur zu gut, dass sie nicht immer leicht ist, die Sache mit den Flügeln.

Um die Zeit des „Umbruchs", wie sie manchmal auch genannt wird, besser zu verstehen, machen wir an dieser Stelle einen kurzen Ausflug in die Pubertät. Hier ein paar Fakten zur Teenagerzeit.

Damit das Mädchen zur Frau und der Junge zum Mann wird, müssen im Gehirn bestimmte Signale ausgesendet werden, die eine Kettenreaktion auslösen, welche wiederum den Körper radikal verändern. Das Gehirn produziert das Hormon *Kisspeptin*. Durch diesen Botenstoff werden Nervenzellen aktiviert, die ihrerseits auch wieder ein bestimmtes Hormon ausschütten. Dadurch bekommt die Hirnanhangdrüse ein Signal, in den Hoden Testosteron bzw. Östrogen in den Eierstöcken zu fördern.

Diese Sexualhormone sind der Auslöser – die Pubertät geht los. Meist ist das, grob gesagt, zwischen 10 und 12 Jahren der Fall. Wobei Mädchen meist etwas früher am Start sind. Doch es ist nicht nur der Körper, der sich verändert. Einen wesentlichen Teil der Veränderung können wir nicht direkt sehen, nämlich die Umstrukturierung des Gehirns.

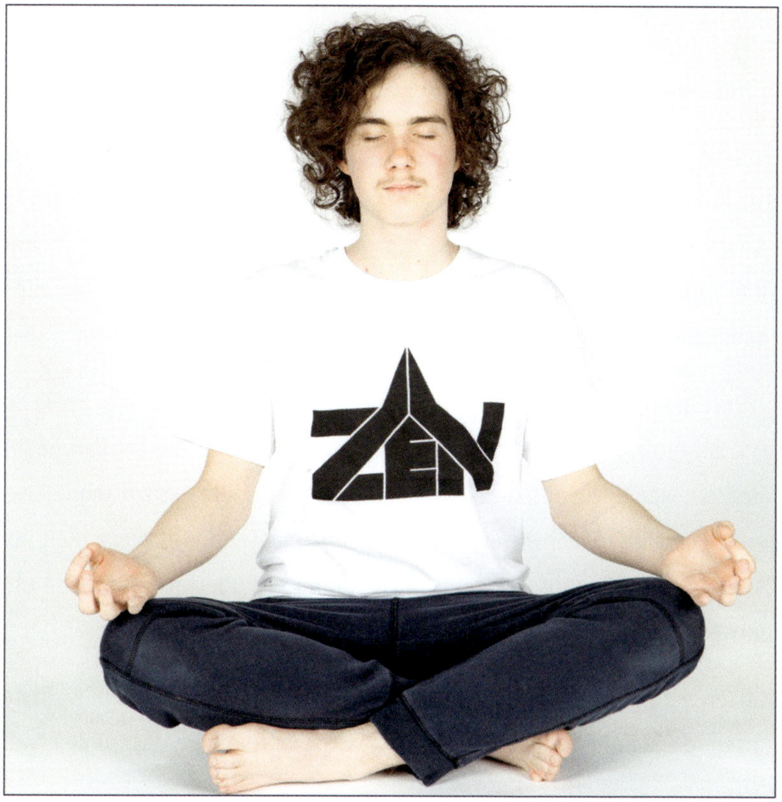

14.1 Baustelle Gehirn

Vor einigen Jahren ging man noch davon aus, dass sich unser Gehirn nur in den ersten Lebensjahren verändert. Und wenn es dann ausgebildet ist, ist es fertig. Daher auch immer noch der allseits bekannte Satz: „Dazu bin ich zu alt, das kann ich nicht mehr lernen." Doch unsere zunehmende Technisierung, die den Wissenschaftlern auch neue Untersuchungsmethoden an die Hand gab, machte ein Umdenken nötig.

Und so wissen wir nun, dass unser Gehirn die Fähigkeit besitzt, sich zu regenerieren und neu zu strukturieren. Es formt sich ein Leben lang um, das nennt man *Hirnplastizität*. Es ist also keineswegs so, dass man im Alter nicht mehr in der Lage ist, Neues zu lernen, diese Ausrede ist also falsch. Der Hirnforscher Gerald Hüther (2010) hat sich mit der Plastizität des Hirns und auch mit Themen, wie der Lust am Lernen und Schule und Lernen, beschäftigt. Im Übrigen ist seine Frau Yogalehrerin, was vielleicht der Grund ist, dass er auch auf diesem Gebiet sehr offen ist.

Eine große Freude war, ihn auf unserer Kinder-Yogakonferenz 2013 zu erleben. Außerdem sei auch noch kurz Eveline Crone (2011) erwähnt. Die niederländische Professorin für Entwicklungspsychologie erforscht den Zusammenhang zwischen Hirnentwicklung und geistiger Entwicklung bei Kindern und Jugendlichen und hat hierzu ein sehr gelungenes Buch geschrieben. Die Arbeit dieser beiden inspirierenden Menschen möchte ich dir von Herzen empfehlen.

Doch zurück zum Gehirn: In unserem Gehirn finden wir die *graue* und die *weiße Substanz*. Die *graue* Substanz ist, grob gesagt, vollgepackt mit Nervenzellen. In der *weißen* liegen die Axone (lange Fortsätze von Nervenzellen), diese sind in der Lage, Signale extrem schnell weiterzuleiten. In den ersten Lebensjahren wächst die graue Substanz massiv an. In dieser Zeit entstehen laufend neue Kontaktstellen (Synapsen), sodass zu Beginn der Pubertät das Gehirn über rund 200 Billionen Synapsen verfügt (so viel wie das von einem Erwachsenen).

Mit dem Einsetzen der Pubertät beginnt dann die Umbauphase, und das im wahrsten Sinne des Wortes. Synapsen, die wenig bis gar nicht beansprucht werden, werden schlichtweg abgebaut.

Die häufig verwendeten Verbindungen hingegen werden verstärkt. Und es kommen neue hinzu. Man könnte sagen, dass das Gehirn ausmistet. Ein bisschen so, wie wir, wenn wir umziehen und uns von dem Krempel trennen, der jahrelang in irgendwelchen Schränken oder Schubladen herumgelegen hat.

So sorgen die Axone nun gemeinsam mit den (aufs Sinnvollste reduzierten) Synapsen dafür, dass sich die Kommunikation im Gehirn beschleunigt und hierdurch rasche Entscheidungsfindungen möglich werden.

14.2 Umbau von hinten nach vorne

Interessant zu wissen ist, dass die Umbauarbeiten zunächst in den „ältesten" Hirnregionen beginnen, z. B. im Zentrum des Seh- und Hörsinns. Das macht nun auch klar, warum uns manchmal die Jugendlichen tatsächlich nicht hören. Denn dies ist mitunter wirklich so, im wahrsten Sinne des Wortes. Nach und nach folgen die Areale, die für die komplexeren Aufgaben zuständig sind, wie z. B. das analytische Denken und das Langzeitgedächtnis. Um es zu veranschaulichen: Der Umbau findet von hinten nach vorne statt. Aber, das Ganze hat nicht nur Nachteile: Unser Gehirn ist jetzt so leistungsfähig wie nie mehr wieder.

In dieser Zeit der Hirnentwicklung fällt die Entscheidung, welche Fähig- und Fertigkeiten langfristig ge- und verstärkt werden. Deshalb ist nun quasi die beste Zeit, um musische, künstlerische oder sportliche Talente zu entwickeln. Und nicht nur das. Jugendliche mit etwa 14 Jahren befinden sich auf dem Höhepunkt im Bereich der Gedächtnisleistung, Wahrnehmungsfähigkeit und Intelligenz. Dieses Wissen gebe ich gerne meinen Jugendlichen weiter, denn meist fühlen sie sich nicht richtig oder erleben sich als anstrengend bzw. bekommen von ihrer Außenwelt ein entsprechendes Feedback.

Es ist also unglaublich erleichternd, zu erfahren, welche Qualitäten diese Zeit doch birgt und dass Jugendliche über wirklich tolle Fähigkeiten verfügen. Das lässt auch das Verhalten der Teenies, das häufig als negativ bewertet und erlebt wird, in einem neuen und viel positiveren Licht erscheinen.

14.3 Kreative Idealisten

Junge Erwachsene haben viele kreative Ideen und Lust, Neues zu erschaffen. Häufig sind sie auch idealistischer als wir Erwachsenen. Jugendliche besitzen also die Möglichkeiten, unsere Gesellschaft zu bereichern und ein Umdenken zu erreichen. Viele Erfinder, Denker, Entdecker waren unter 25 Jahre alt, als sie ihre Ideen entwickelten. Und, mal ehrlich, die Kritik der „Älteren" über die „Jugend von heute" ist wahrscheinlich fast so alt, wie die Menschheit selbst. Denn in diesem Alter gehört es zum normalen Reifungsprozess, sich abzugrenzen, auch mal etwas infrage zu stellen, um dann, im besten Fall, sich selbst zu finden.

Wir können also festhalten, dass einiges, was wir bei den Jugendlichen als Trotz, Renitenz und Rebellion erleben, ein Produkt der radikalen Umformung ihres Gehirns ist. Dies entschuldigt sicher nicht jedes Verhalten (keine Frage, Grenzen sind wichtig und richtig), aber es hilft uns vielleicht, ein bisschen besser zu verstehen. Und die gute Nachricht ist, es geht vorbei, wie wir ja an uns selbst erleben durften!

14.4 Müde Teens

Noch ein Wort zum Schlafbedürfnis der Jugendlichen. Häufig ärgern sich Eltern, dass ihre Kids nicht ins Bett wollen und morgens nicht aus den Federn kommen. Hierzu gibt es tatsächlich eine Erklärung: Das schlaffördernde Hormon Melatonin wird erst später ausgeschüttet (manche Forscher sprechen von etwa 1-2 Stunden). Die Jugendlichen können also erst später einschlafen und hierdurch fällt es ihnen natürlich auch schwerer, morgens früh aufzustehen. Das bedeutet im Umkehrschluss, dass der frühe Schulbeginn für Teenager tatsächlich ein Stressfaktor ist.

Denn aufgrund der verzögerten Melatoninausschüttung leiden sie quasi unter einer Art Dauerjetlag. Dass das nicht gesund sein kann, und zusätzlich auch Auswirkungen auf die Leistungsfähigkeit hat, bedarf, denke ich, keiner weiteren Erklärung. Dieses Wissen ist, sowohl für die Jugendlichen selbst als auch für die Menschen, die mit ihnen leben und arbeiten, erleichternd, denn es hilft, zu verstehen, dass man in der Pubertät vielleicht um 22 Uhr ins Bett gehen soll, aber leider nicht einschlafen kann, da das Gehirn noch nicht „müde" ist! Vielleicht sollten wir auch im Hinblick auf die Gesundheit und Leistungsfähigkeit den frühen Schulbeginn für Jugendliche einmal überdenken.

14.5 Überschwemmende Emotionen

Wir können also festhalten, dass das Gehirn von Jugendlichen einer massiven Umbauphase unterliegt und in großen Teilen regelrecht umstrukturiert wird. Trotzdem (oder vielleicht auch gerade deshalb) ist es in mancher Hinsicht leistungsfähiger, als das Gehirn Erwachsener. Das pubertierende Gehirn ist zudem äußerst flexibel und in einer regelrechten Hochphase.

Hier seien die Emotionen noch kurz erwähnt. Jugendliche werden bisweilen von ihren Gefühlen regelrecht übermannt. Das Stirnhirn (präfrontaler Kortex) ermöglicht uns Empathie und Einfühlungsvermögen. Wir sind in der Lage, uns in andere Menschen hineinzuversetzen und ihr Denken, Fühlen und Handeln zu interpretieren. Zusätzlich ist es dafür zuständig, positiv und negativ zu unterscheiden, sowie unangemessenes und riskantes Verhalten zu erkennen und zu hemmen.

Ausgerechnet dieses Areal wird dann in der Pubertät zur permanenten Großbaustelle. Solange der präfrontale Kortex noch nicht ausgereift ist, sind wir also noch nicht in der Lage, Impulse aus anderen Hirnregionen zu beherrschen. Der Verstand hat quasi die anderen Areale noch nicht unter Kontrolle. Dies kann im Übrigen etwa bis zum 25. Lebensjahr dauern.

Dieser kleine Ausflug in das Gehirn eines Heranwachsenden lässt uns leichter verstehen, warum diese Zeit tatsächlich keine leichte ist. Und das für alle Beteiligten. Und hier kommt Thai-Teenyoga ins Spiel. Natürlich benötigen auch und vielleicht gerade Jugendliche Berührung. Ihr Körper verändert sich und alles ist plötzlich anders und fremd. Sie gehören nirgends so richtig hin, sind quasi in-between.

Ein Teenager ist meist nicht sonderlich erpicht darauf, mit Mama zu kuscheln. Thai Yoga kann hier zu einer echten Alternative werden. So kann es gerade für Eltern Heranwachsender ein Gewinn in der Beziehung zu ihren Kindern werden. Es findet Berührung statt. Liebevolle Zuwendung. Qualitätszeit. Und das auf eine Art und Weise, die die Teenager gut annehmen können. Zusätzlich erleben sie ihren Körper auf eine andere Art und Weise. Ohne den Druck, etwas leisten oder sich vergleichen zu müssen. Sie dürfen einfach sein.

Thai-Teenyoga lässt sich wunderbar in Kurse integrieren, gerade befreundete Mädchen genießen Partnerübungen und die Nähe zueinander sehr. Vor allem, weil es nichts Beschämendes hat, denn man möchte seine Freundin ja nicht fragen, ob sie mal kuscheln mag, das könnte komisch rüberkommen. Doch in diesem Kontext hat diese Art der Berührung einen Charakter, der gut vertretbar und nicht peinlich ist. So können sich Teenies auch hier Nähe abholen, ohne merkwürdigen Beigeschmack.

Zusätzlich haben sie noch einen weiteren Gewinn, denn die, vom langen Sitzen, häufig verspannte Muskulatur wird gelockert und man kann mal abschalten und entspannen. Das genießen meine Jugendlichen in den Kursen sehr. Deshalb findest du auch im Praxisteil ein Teen-Spezial mit Techniken, die du zusätzlich mit Teenagern üben kannst (siehe Kap. 26).

TIPP

Erinnere dich an deine eigene Pubertät. Was war für dich einschneidend, wie hast du dich gefühlt? An der Gefühlswelt der Teenager heute hat sich im Vergleich zu deiner Zeit kaum etwas verändert.

TIPP

Beschäftige dich mit der Erlebniswelt der heutigen Teenager. Kennst du zum Beispiel ihre YouTube®-Stars? Weißt du, worüber sie reden? Begib dich auf Augenhöhe, sei interessiert.

15

DIE KINDLICHE ANATOMIE UND PHYSIOLOGIE UND WAS ES ZU BEACHTEN GILT

Ersetze das Wort „Kind" durch „Mensch". Dies zeigt sofort, worum es geht. In erster Linie sind wir alle Menschen und haben dieselben Grundbedürfnisse und, grob gesagt, den gleichen Körper. Insofern macht es in dieser Hinsicht erst einmal keinen wirklichen Unterschied. Wir arbeiten mit Menschen und jeden Einzelnen in seiner Individualität wahrzunehmen, ist der erste Schritt. Und doch müssen wir in der Arbeit mit Kindern einige Dinge beachten.

15.1 Die Anatomie des Kindes

Die Anatomie eines Kindes unterscheidet sich insofern im Grunde nicht von einem Erwachsenen, als dass die Knochen, Sehnen, Bänder und Muskeln alle vorhanden sind, allerdings mit dem Unterschied, dass sich die Muskulatur noch nicht voll entfaltet hat. Es fehlt an Kraft und Ausdauer in der Muskulatur.

Hinzu kommt, dass einige Teile des Skeletts noch nicht vollständig verknöchert sind. Die Besonderheit am kindlichen Knochen sind die sogenannten *Epiphysenfugen*. Diese sind eine knorpelige Schicht am „dicken" Ende der Knochen. Von ihnen geht das Längenwachstum aus. Mit der Verknöcherung der Epiphysenfuge (etwa gegen Ende der Pubertät) endet das Wachstum unwiderruflich. Die Wirbelsäulenverknöcherung verläuft von oben nach unten, wobei die Entwicklung der Lendenwirbelsäule erst in der Pubertät abgeschlossen ist. Die Verknöcherung der Handgelenkknochen beginnt ca. mit dem sechsten Lebensjahr, einzelne Teile sogar erst mit dem neunten bzw. 10. Lebensjahr.

Dass die kindlichen Knochen noch sehr biegsam sind, sieht man auch häufig an der veränderten Knochenstellung bei kleinen Kindern. So sind O-Beine bis etwa zum zweiten Lebensjahr völlig normal, und anschließend folgen meist X-Beine. Dies hat mit der Aufrichtung des Kindes und der somit stattfindenden Veränderung des Skeletts zu tun. Zudem ist im kindlichen Körper vieles noch weicher und dehnbarer, da es sich im Wachstum befindet. Die Muskeln sind noch wenig entwickelt und deshalb formbar und nachgiebig und auch die Gelenke sind meist noch instabil und locker.

Dies ist wichtig, vor allem bei Zug- und Dehntechniken, die mit viel Achtsamkeit und sehr sanft durchgeführt werden sollten. Gerade bei Kindern unter sechs Jahren kann sonst leicht eine Luxation (sogenanntes *Auskugeln*) hervorgerufen werden. Die beiden Unterarmknochen (die Speiche (Radius) und die Elle (Ulna)) laufen mit dem Oberarmknochen (Humerus) am Ellbogen zusammen. Die Verrenkung der Speiche tritt meist bei Kindern auf, wenn ein Kind von jemandem mit ausgestrecktem Arm an der Hand gehalten wird und dieser plötzlich am Arm des Kindes zieht (beim „Engelchen-flieg"-Spiel beispielsweise). Aufgrund dessen sollten wir, bei jüngeren Kindern, keinen Zug auf den ausgestreckten Arm ausüben.

Die geringere Festigkeit der Knochen bei Kindern hat zur Folge, dass diese in der Regel weniger leicht brechen, aber Muskeln und Bänder sind dafür stärker gefährdet.

In ihrem ersten Lebensjahr wachsen Kinder durchschnittlich 25 cm, die nächsten drei Jahre etwa 10 cm pro Jahr. Ab dem Schulalter wachsen Kinder schon langsamer (etwa fünf cm pro Jahr).

15.2 Kindliche Herz- und Atemfrequenz

Kinder haben eine viel schnellere Ruheherz- und Atemfrequenz als Erwachsene. Wenn Kinder angespannt, ängstlich, verärgert oder gestresst sind, beschleunigt sich die Atem- und Herzfrequenz genauso wie bei Erwachsenen. Atemübungen können wir ab dem dritten Lebensjahr mit Kindern machen, wir sollten aber ihre natürliche, physiologische Atemfrequenz berücksichtigen und den Atem nicht stark manipulieren (d. h. z. B. nicht den Atem anhalten).

Diese Übungen helfen Kindern nicht nur, sich zu entspannen, sondern können ihnen auch ihren Körper und die unterschiedlichen seelischen Zustände verständlicher machen. Dies ist der Fall, wenn das Kind z. B. wahrnimmt, dass es bei Anstrengung etwas schneller atmet und bei Entspannung der Atem ruhig und tief geht. Je besser ein Mensch seinen Körper und dessen Funktionen kennt, desto besser kann er für ihn sorgen. Kindern diese Kompetenz zu geben, ist hilfreich für ihr gesamtes späteres Leben.

Kinder entspannen in der Regel schneller (und kürzer) als Erwachsene, dies liegt unter anderem auch an ihrer schnellen Atem- und Herzschlagsfrequenz.

	Herzschläge pro Minute	Atemzüge pro Minute
Säugling	120	30
Kindergartenkinder	100	25
Grundschulkinder	90	20
Jugendliche	Mädchen: 80, Jungs: 75	17
Erwachsene	Frauen: 75, Männer: 70	15

15.3 Was bedeutet das genau?

Dies bedeutet im Thai-Kinderyoga eine erhöhte Vorsicht bei allen Zug- und Dehntechniken! Auch im Umgang mit dem eigenen Körpergewicht gilt es, sehr achtsam und vorsichtig zu sein. Können wir bei Erwachsenen in der Regel unser gesamtes Körpergewicht in der Bodymechanik benutzen, so muss bei Kindern sehr genau auf den Größen- und Gewichtsunterschied geachtet werden.

Als „Geber" sollte ich mir jederzeit darüber im Klaren sein, wie ich meinen Körper einsetze und dass gerade in der Arbeit mit/am Kind Empathie, Achtsamkeit und Vorsicht oberstes Gebot sind! Je kleiner bzw. jünger das Kind, desto weniger bis gar keine Druck- und Dehntechniken ausüben. Stattdessen lieber flächiges Ausstreichen, die Hand auflegen, ganz sanftes Klopfen.

Nicht alle Techniken eignen sich für jedes Kind bzw. jedes Alter, jeden Körperbau (Das ist bei Erwachsenen übrigens genauso!). Ganz wichtig: immer im Kontakt mit dem Kind hierüber bleiben. Lieber einmal mehr nachfragen, ob die Technik angenehm ist bzw. ob die Druckintensität in Ordnung ist.

15.4 Das Spüren lernen

Dies bietet ein zusätzliches Lernfeld, denn das „empfangende" Kind lernt, in sich hineinzuspüren und wahrzunehmen, was ihm guttut bzw. was nicht. Außerdem kann es hierfür Worte bekommen und somit besser über seine Gefühle und Bedürfnisse sprechen! Wichtig für den „Geber" ist achtsames Spüren! Wenn wir als Geber achtsam und langsam arbeiten, dann spüren wir, ob etwas angenehm ist und wie sich das Gewebe unter unserer Hand anfühlt. Dies gibt uns Informationen darüber, ob es mehr oder weniger Druckintensität sein darf.

Gerade zu Beginn fällt es vielen Menschen häufig schwer, in dieses Spüren zu kommen. Wie wir bereits gesehen haben, sind wir in unsere Welt mehr im Außen, als im Innen unterwegs. Wir vertrauen unserer Intuition, unserem Bauchgefühl, in der Regel weniger als unserem Gehirn. Doch in der Körperarbeit ist es genau andersherum. Wir müssen spüren, über die Hände wahrnehmen und dann auch unserer Intuition folgen. Hier kann es hilfreich sein, immer mal wieder die Augen zu schließen. Das gibt uns die Möglichkeit, mehr über die Hände zu „sehen", statt über die Augen. Das braucht bisweilen ein bisschen Zeit und Übung. Deshalb ist es wichtig, sich diese Zeit auch zu geben. Auszuprobieren, sich Feedback einzuholen, um immer sicherer in der eigenen Wahrnehmung zu werden.

15.5 Wie viel Bewegung brauchen Kinder?

Bewegung ist für das Wachstum, auf allen Ebenen, extrem wichtig. Auch das Knochenwachstum findet vor allem unter Bewegung statt. Denn unsere Knochen können nur in den ersten 20 Lebensjahren Masse ansetzen. Dies geschieht durch Belastung (häufige Bewegung) und gesunde (kalziumreiche) Ernährung. Kurz nach der Pubertät hat dann die Knochenmasse ihren Gipfel erreicht. Ab dann beginnt der langsame und unaufhaltbare Abbau. Wichtig ist also, wenn ein Knochen die entsprechenden Reserven angelegt hat, hält er Jahrzehnte länger (Stichwort: Osteoporose).

Bewegung ist auch eine wichtige „Nahrung für das Gehirn". Durch Bewegung entstehen Verknüpfungen der Nervenzellen. Mehr Verbindung zwischen den Nervenzellen bedeuten eine größere Nutzbarkeit und mehr Fähigkeiten des Gehirns. Kinder sind von Natur aus bewegungsfreudig. Toben, Laufen, Rennen und Balancieren gehören zu ihrem Leben und ihrer Entwicklung einfach dazu. Deshalb beeinträchtigt jede Erkrankung, vor allem von Muskeln und Knochen, welche die Beweglichkeit einschränkt, Kinder viel mehr als Erwachsene!

15.6 Kontraindikationen

Thai-Kinderyoga wird grundsätzlich am gesunden Körper durchgeführt. Es sei denn, du hast den nötigen Background als Arzt oder Therapeut. Es gibt gewisse Kontraindikationen, bei denen du kein Thai-Kinderyoga durchführen solltest.

Ist ein Kind an einer Infektionskrankheit erkrankt, sollst du keine Session geben. Zum einen besteht Ansteckungsgefahr für dich selbst, zusätzlich könntest du die Symptome bei dem erkrankten Kind verschlimmern, da bei der Körperarbeit die Durchblutung angeregt wird und sich hierdurch die Krankheitserreger noch schneller und leichter im Körper verteilen können. Im Krankheitsfall gehört man mit viel Ruhe und Fürsorge ins Bett und nicht in die Schule oder in einen Kurs!

Gleiches gilt für Kinder, deren Blutgerinnung gestört ist. Durch Drucktechniken könnte es zu gefährlichen inneren Blutungen kommen, deshalb in diesem Fall ein klares Nein!

Kinder mit Herzkrankheiten sollten immer nur mit Rücksprache des behandelnden Arztes teilnehmen. Hole dir das Okay ein und frage, worauf du gegebenenfalls achten musst. Auf jeden Fall keine Umkehrhaltungen und nur leichte Dehntechniken.

Gleiches gilt für Krebserkrankungen. Halte Rücksprache mit dem behandelnden Arzt, ob Thai-Kinderyoga möglich ist und, wenn ja, was du tun darfst und worauf du achten musst.

Körperstellen mit Entzündungen oder mit offenen Wunden solltest du immer aussparen. Zusätzlich solltest du hier sehr achtsam mit Dehntechniken in der näheren Umgebung sein, um die

Haut an diesen Stellen nicht noch mehr zu reizen. Achtung: Auch beim Zahnwechsel! Bei blutenden Wunden im Kopfbereich (also auch der Zähne) keine Umkehrhaltungen!

Nach Operationen solltest du grundsätzlich 6-8 Wochen warten mit einer Session. Hole dir zusätzlich das Okay vom Arzt ein.

TIPP

Übe mit unterschiedlichen Menschen und hole dir detailliertes Feedback ein. Was nimmst du an Unterschieden, beim Körperbau, Größe, Gewicht, unterschiedlicher Gewebestruktur wahr?

16

VORBEREITUNG FÜR DICH

„Yoga ist der Zustand, in dem die Gedanken zur Ruhe kommen."

Dieser Satz aus dem *Yogasùrta 1.2* (der im Übrigen teils sehr unterschiedlich übersetzt wird) beschreibt für mich sehr gut eine der Maximen der Körperarbeit bzw. des Lehrerseins. Je ruhiger meine Gedanken sind, je weniger ich durch meinen Affengeist abgelenkt bin, desto mehr kann ich meine Schüler und deren Bedürfnisse wahrnehmen. Es geht hier natürlich nicht darum, sich selbst „wegzumachen", im Gegenteil. Es geht ums Spüren. Den ewig plappernden Kopf mal nicht so wichtig zu nehmen, dem ständigen Geschwätz mal Einhalt zu gebieten und sich auf das Wesentliche zu konzentrieren. Eben weniger denken und mehr fühlen.

Deshalb ist es als Yogalehrer oder Bodyworker oder Pädagoge oder was auch immer du bist, ratsam, eine Technik für sich zu entwickeln, die dir hilft, zur Ruhe zu kommen. Den Alltagsstress in den Hintergrund treten zu lassen, die Affen an ein ruhiges Plätzchen zum Spielen zu bringen. Oft werde ich gefragt, was man denn hierzu tun könnte, auch hier kann ich nur Beispiele geben und erzählen, was für mich persönlich hilfreich ist und war. Denn es gilt, wie bei allem: Jeder muss selbst herausfinden, was für ihn persönlich hilfreich ist.

Ich bin, wenn möglich, immer mindestens 15 Minuten früher da, um den Raum vorzubereiten und mich einzustimmen. Das tue ich häufig, indem ich singe. Klingt jetzt vielleicht komisch, ist aber so. Für mich ist Singen etwas ganz Essenzielles. Ich glaube, ich habe früher gesungen als gesprochen und Musik gehört für mich zu meinem Leben dazu, wie essen und trinken: unverzichtbar. Singen ist Ausdruck meiner Persönlichkeit und auch meines aktuellen Empfindens. Singen beruhigt mich, hilft mir, den Geist zu klären und bei mir anzukommen. Im Übrigen schüttet auch Singen *Oxytocin* aus.

Tatsächlich singe ich gerne Mantras, aber ich wurde auch schon von meinen Yogakindern erwischt, wie ich laut den neuesten Popsong geschmettert und beim Mattenauslegen durch den Raum getanzt bin ... Ich glaube, sie fanden es lustig, denn sie gaben sich erst am Ende des Liedes zu erkennen. Das war wahrscheinlich der Running Gag in den nächsten Tagen: „Du wirst nicht glauben, was unsere Yogalehrerin gemacht hat ..."

Neben dem Singen ist für mich aber auch das Meditieren hilfreich. Warum ich Meditieren so großartig finde, habe ich bereits erwähnt. Das Tolle ist, dass man sich nicht unbedingt eine halbe Stunde hinsetzen muss. Es reichen ein paar Minuten, funktioniert also auch mal auf die Schnelle sozusagen. Hier kann eine kurze Achtsamkeits-Geh-Meditation genauso hilfreich sein, wie eine Atembeobachtung oder Pratyahara, das Zurückziehen der Sinne. Was auch immer für dich hilfreich ist. Probiere dich aus und finde DEINS!

Es sei noch angemerkt, das natürlich nicht ein Tag wie der andere ist. Wir sind Menschen und nicht immer lässt sich die aktuelle Stresssituation „weg-"meditieren oder durch ein bisschen Singen zum Guten wenden. Verstehe mich nicht falsch. Es ist nicht mein Ansinnen, dass wir alle glücklich lächelnd über die Wiese hüpfen und alles wegatmen.

Unsere Schüler erleben uns als Mensch und wenn wir authentisch sein wollen (was für mich ein wichtiger Wert eines Lehrers ist), dann gehört auch dazu, dass wir mal traurig, wütend oder schlecht gelaunt sind. ABER: Der wesentliche Unterschied besteht darin, sich dessen bewusst zu sein. Erkläre deinen Schülern, was los ist. Du musst nicht über Wasser laufen. Sei echt. Ein Mensch zum Anfassen.

Meine Kinder sind immer sehr dankbar, ihre Lehrerin auch als Mensch zu erleben, die auch mal einen schlechten Tag hat oder auch mal traurig ist. Sie lernen am Modell. Und das bietet ihnen die Möglichkeit, zu erleben, dass sie mit ihren Gefühlen nicht alleine sind und wie man damit umgehen kann. Wichtig ist für mich immer die klare Trennung zwischen dem Verhalten und dem Menschen. Der Mensch ist nicht sein Verhalten! Deshalb erkläre dem Kind, warum du wütend bist und trenne das Verhalten vom Menschen.

16.1 Bodymechanik

In der Körperarbeit ist ein wichtiger Faktor die eigene *Bodymechanik*. Ich erwähnte bereits, dass das Kind spürt, welche Qualität deine Berührung hat. Hierzu gehört auch dein eigenes Wohlbefinden. Sitzt du z. B. unbequem und arbeitest mit verdrehtem Rücken, wird das Kind das spüren. Deine eigene Ruhe und Entspannung wird sich übertragen.

16.2 Es sich selbst bequem machen

Du solltest in erster Linie darauf achten, deinen eigenen Körper zu schützen und rücken- und gelenkschonend zu arbeiten. Dazu gehört ein gerader Rücken und entspannte Schultern. Die Haltung soll sich für dich bequem anfühlen, sodass du ohne Anstrengung längere Zeit so verweilen könntest.

16.3 Aus der Mitte heraus arbeiten

Du willst immer so sitzen (oder knien), dass du zu deiner Bewegung ausgerichtet bist. Dein Bauchnabel zeigt in die Richtung, in die du arbeitest, vor allem bei Druck- und Dehntechniken. Du arbeitest grundsätzlich aus deiner Körpermitte. Dort befindet sich das sogenannte *Hara* (knapp unterhalb des Bauchnabels). Aus dieser Körpermitte heraus kommen deine Bewegungen, vor allem, wenn sie schwingen (rechts-links oder vor-zurück).

16.4 Dein Körpergewicht nutzen

Du benötigst für die Techniken keinerlei Muskelkraft. Durch Verlagerung deines Körpers kannst du mit deinem Körpergewicht arbeiten (Vorsicht bei großen Gewichts- und Größenunterschieden! Siehe auch Kap. 15). So kannst du ohne Anstrengung arbeiten.

16.5 Den Atem nutzen

Für bestimmte Techniken kannst du den Atem nutzen. Wenn du in eine Dehnung kommst, möchtest du das mit dem Ausatmen tun. Beobachte den Atem und wenn du siehst, dass der Ausatemimpuls kommt, gehst du langsam in die Dehnung. Falls du die Atmung nicht erkennen kannst, bitte das Kind, einzuatmen und folge dann der Ausatmung. Grundsätzlich möchtest du bei Kindern den Atem nicht manipulieren, d. h., die Kinder sollen einfach in ihrem natürlichen Rhythmus atmen. Für manche Techniken ist die Unterstützung durch die Atmung allerdings hilfreich. Achte auch hier darauf, dass sich das Kind jederzeit wohlfühlt.

16.6 Je langsamer, desto entspannender

In der Ruhe liegt die Kraft, dies gilt auch beim Thai-Kinderyoga. Arbeite möglichst langsam. Zwar ist der Atemrhythmus und die Herzschlagfrequenz bei Kindern höher als bei Erwachsenen, trotzdem möchtest du einen gleichmäßigen und langsamen Rhythmus finden. Das bedeutet, dass du bei Drucktechniken ganz langsam und mit Ruhe und Achtsamkeit in das Gewebe des Kindes einsinkst. So kannst du auch direkt spüren, wann eine Grenze erreicht ist. Das Gleiche gilt für Dehntechniken. Du gehst langsam in die Dehnung und löst diese auch ebenso langsam wieder.

Wichtig: Wenn du unsicher bist über die Intensität, frage nach und hole dir ein Feedback. Ermutige die Kinder, sofort zu sagen, wenn sich etwas unangenehm anfühlt, zu fest ist oder die Dehnung zu stark. Die Kinder sollen auf sich achten und eine angenehme Erfahrung machen, in der sie selbst bestimmen, was sich für sie gut anfühlt!

Wie du dich bei den einzelnen Techniken positionierst, erfährst du in der jeweiligen Beschreibung. **Wichtig**: Achte auf dich und spüre, was dir guttut. Vielleicht musst du die von mir empfohlene Haltung modifizieren, weil du möglicherweise nicht gut knien kannst, o. Ä. Dann schaue, was du verändern kannst! Finde immer zuerst eine bequeme Haltung, in der das Geben für dich möglichst ohne Anstrengung ist. Wie bereits eingangs erwähnt, spürt das das Kind und du möchtest Ruhe und Entspannung schenken und nicht Stress.

16.7 Das Setting, der Raum

Welche Umgebung braucht Thai-Kinderyoga bzw. was solltest du beim Raum und dessen Ausstattung beachten?

Die Antwort hängt natürlich auch davon ab, wie du arbeitest. Baust du Thai-Kinderyoga in einen Kurs ein, gibst du eine Einzelsession, einen Workshop oder lässt du es in deine Arbeit (z. B. im pädagogischen oder pflegerischen Kontext) einfließen?

Beginnen wir allgemein. Gerade bei der Körperarbeit sollte ein Raum wohltemperiert sein. Da das Kind passiv ist und möglicherweise auch in eine tiefe Entspannung abtaucht, kühlt es erfahrungsgemäß sehr schnell aus. Mit ein Grund, warum wir am bekleideten Körper arbeiten. Für das Kind sind aufgrund dessen, je nach Jahreszeit, Langarmbekleidung und dicke Socken vorteilhaft. Im Winter bietet es sich mitunter auch an, mit einer Heizdecke die Matte etwas zu erwärmen. Ebenfalls gut ist es, eine Decke parat zu haben bzw. das Kind gleich zuzudecken.

Als Untergrund empfiehlt sich eine weiche Matte. Es gibt wunderbare Futonmatten, aber eine Schurwollmatte oder eine Yogamatte mit Decke darüber tut es auch. Hauptsache, es ist bequem und nicht zu hart. Es geht hierbei nämlich auch um dich als Geber. Wir arbeiten recht häufig auf den Knien und sollten deshalb diese auch schützen. Ein Sitzkissen für dich als Geber, ein Kopfkissen für das Kind, sowie Hilfsmittel, wie z. B. ein Bolster (längliches Kissen, rund oder eckig) können je nach Technik die Arbeit erleichtern und so das Kind und auch dich als Geber unterstützen.

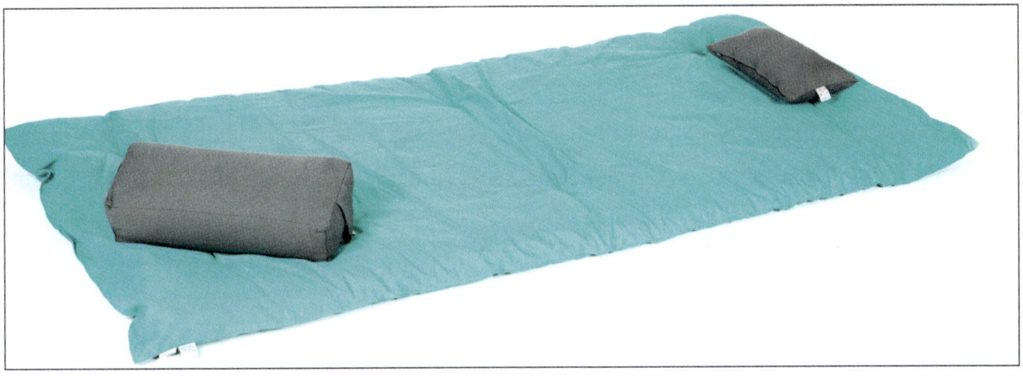

16.8 Wie strukturiere ich eine Session?

In der Einzelarbeit kann eine Session für Kinder je nach Alter und Erfahrung zwischen 20 und 60 Minuten dauern. Das hängt von unterschiedlichen Faktoren ab:

- Ist es der erste Kontakt mit Körperarbeit oder ist das Kind schon erfahren in diesem Bereich?
- Wie gut kennt es dich?

Wichtig ist auch hier, das Kind ganz konkret mit einzubeziehen. Die Kinder haben jederzeit die Möglichkeit, Feedback zu geben, zu sagen, was sie nicht möchten oder auch, dass sie zum Ende kommen möchten. Alles, was wir tun, soll sich gut und sicher anfühlen! Du kannst die einzelnen Techniken beliebig aneinanderreihen oder auch nur einzelne Elemente herausgreifen (z. B. als Assist oder als kleine Partnerübung in einer Kinder-Yogastunde).

Wichtig: Es sollten keine ständigen Lagewechsel stattfinden. In der Regel beginnen wir an den Füßen und enden am Kopf, doch auch hier bist du vollkommen frei in deiner Ausführung. Du kannst z. B. auch im Sitzen beginnen oder in der Kindeshaltung. Was du tust, sollte sich für dich und das Kind stimmig anfühlen. Das bedeutet, als Beispiel, nicht in der Rückenlage die Füße zu bearbeiten, dann in die Bauchlage zu wechseln, dann zurück in die Rückenlage zu kommen ... etc.

Denke immer daran, dass wir Entspannung erreichen wollen und das tun wir, indem wir langsam und mit Bedacht arbeiten.

Ein Tipp für den Beginn: Gerade jüngere Kinder liegen oftmals nicht so gerne in der Rückenlage (das trifft bisweilen auch auf Erwachsene zu). Die Rückenlage ist eine vollkommen ungeschützte Haltung und bedeutet für manche Menschen tatsächlich Stress. Sie können dann nicht abschalten, geschweige denn, die Augen schließen. Hier bietet es sich an, in einer möglichst geschützten Haltung, wie der Kindeshaltung oder der Bauchlage, zu beginnen. Kinder mögen die Techniken auch häufig gerne im Sitzen. Schaue, was das jeweilige Kind braucht und wenn du unsicher bist, frage einfach nach.

16.9 Die Techniken

Im Praxisteil findest du die einzelnen Techniken in Wort und Bild erklärt. Du musst keine spezielle Reihenfolge einhalten. Es macht jedoch Sinn, nicht zu viel hin und her zu springen. Wenn du beispielsweise an einem Bein arbeitest, bietet es sich an, hier erst einmal alle Techniken zu machen, die du an einem Bein machen möchtest (z. B. Baum, Dehnung, ...) und dann erst die andere Seite zu arbeiten.

Die einzelnen Griff- und Drucktechniken, wie den Handballendruck, die Arbeit mit dem Daumen, den Schmetterlingsgriff etc., findest du bei der jeweiligen Technik erklärt und mittels eines Bildes dargestellt.

Im Praxisteil findest du auch Techniken, um einen Lagewechsel zu vollziehen (z. B. vom Sitzen ins Liegen), ohne dass das Kind etwas tun muss. Du kannst aber natürlich auch das Kind einfach bitten, sich z. B. auf den Bauch zu legen.

Achte darauf, wenn möglich, immer Kontakt mit dem Kind zu halten. Gerade wenn das Kind die Augen geschlossen hat, ist das eine wichtige Geste, die Sicherheit und Vertrauen vermittelt.

16.10 Und die Kinder?

Wenn du Kinder anleitest, Thai-Kinderyoga gemeinsam zu praktizieren, ist das Einholen von Feedback sowie das Spüren ebenfalls wichtig. Leite die Kinder an, darüber zu kommunizieren.

- Was tut mir gut?
- Wie fühlt sich das genau an?
- Wie fühlt sich dieselbe Berührung an einer anderen Stelle an (z. B. Ober- vs. Unterarm)?
- Wie viel Druck mag ich haben?
- Und ganz wichtig: Mit wem möchte ich die Partnerübung machen?

Grundsätzlich sollten alle Arten von Partnerübungen niemals erzwungen werden. Nicht jeder kann mit jedem und das ist auch vollkommen in Ordnung. Biete diesen geschützten Raum, indem jeder die freie Entscheidung hat. Niemand muss mitmachen. Man darf auch einfach zuschauen. Für mich basiert Kinder- wie auch Thai-Kinderyoga immer auf Freiwilligkeit. Niemand muss. Ich lade ein, akzeptiere aber auch ein Nein. Denn sonst kann das Kind nicht lernen, dass es sich behaupten darf. Wenn es mitmachen muss, hat es wieder nicht die Wahl und das ist ein wichtiger Faktor, auch wenn wir Kinder darin stärken wollen, sich vor Übergriffen zu schützen! Achte außerdem darauf, dass ab einem bestimmten Alter Jungs und Mädchen nicht mehr gerne zusammenarbeiten wollen.

16.11 Wie beginne ich?

In einem Kurs bietet es sich an, die Kinder mit verschiedenen Vorübungen an das Thema Berührung bzw. Techniken aus dem Thai-Kinderyoga heranzuführen. Du kannst z. B. mit verschiedenen taktilen Übungen beginnen.

Ein Beispiel wäre eine Fühlkiste, in der sich unterschiedliche Materialien befinden, die die Kinder ertasten und erraten müssen. Auch viel Spaß macht es, Gegenstände in einer Kiste voller Erbsen und Bohnen zu finden. Oder einfach unterschiedliche Materialien für Partnermassagen anzubieten. Im nachfolgenden Praxisteil findest du Ideen zu Partnerübungen und -massagen.

TIPP

Gönne dir selbst ein Thai Yoga bei einem erfahrenen Bodyworker. Fühle am eigenen Körper, was sich gut und stimmig anfühlt.

Teil C

Praktische Übungen

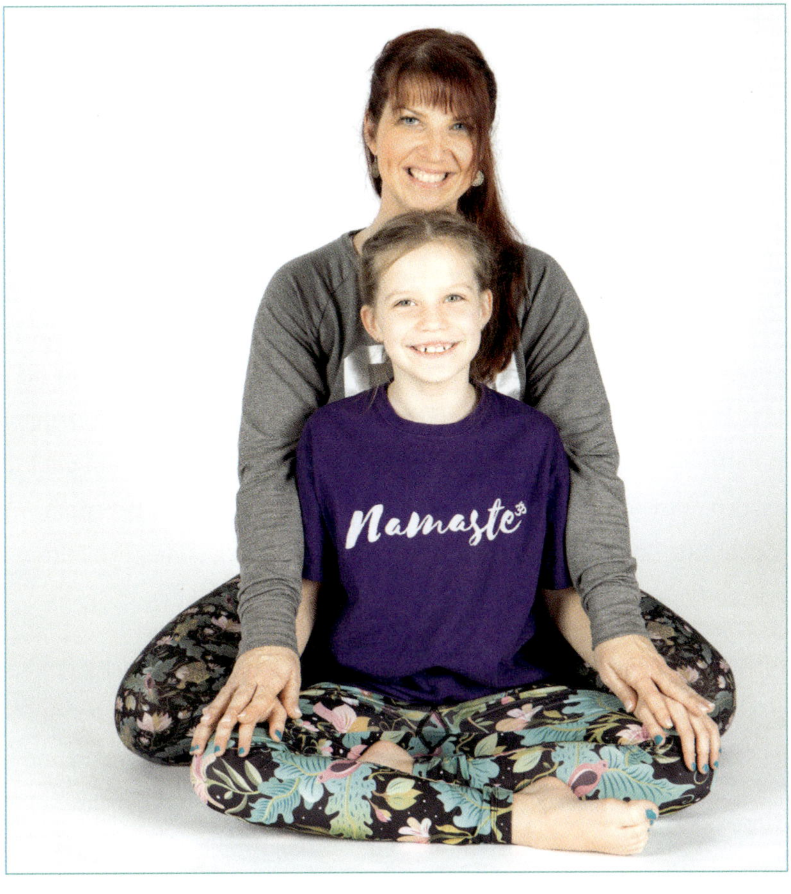

17

IDEEN FÜR PARTNERÜBUNGEN UND -MASSAGEN

Partnerübungen und *-massagen* sind eine gute Möglichkeit, um zu sehen, ob die Kinder sich auf das gegenseitige Berühren einlassen mögen. Wenn ich mit Partnerarbeit beginne, fange ich meistens mit Partnerübungen aus dem Yoga an. Du findest im Anschluss ein paar Ideen hierzu. Bei den Massagen nutze ich zu Beginn immer erst ein „Medium", wie z. B. Federn, Wattebäuschchen, Igelbällchen etc. Das vereinfacht die Kontaktaufnahme. Ich kann mich mittels eines Mediums dem anderen Körper nähern und habe nicht gleich „Vollkontakt".

Sehr beliebt bei den Kindern ist die Massage mit Federn („Der Zaubervogel"), die neben der Berührung noch einen anderen wichtigen Effekt hat. Da ich sehr genau die zu berührenden Körperteile benenne, bekommen die Kinder spielerisch anatomisches Wissen vermittelt und lernen, ihren Körper zu benennen. Tatsächlich weiß nicht jeder (das gilt auch für Erwachsene), wo der Fußspann ist oder die Wade. Gleichzeitig ist diese Art der Massage einem Yoga Nidra ähnlich, in dem wir auch gedanklich durch den Körper reisen und ihn an den betreffenden Stellen wahrnehmen.

Diese Übung ist sehr hilfreich, um den eigenen Körper und seine Befindlichkeiten besser kennenzulernen und wahrzunehmen, an welchen Stellen Berührung angenehm ist und an welchen vielleicht nicht. Ein wichtiges Thema! Denn nur, wenn ich weiß, was mir guttut und was nicht, kann ich das auch kommunizieren und dafür Sorge tragen.

Die Massage „Der Zaubervogel" kann beliebig abgewandelt werden. So wird aus dem Zaubervogel zum Beispiel im Winter eine neugierige kleine Schneeflocke (hierfür verwende ich Watteballchen), die dem Körper auf ihrer Reise Entspannung schenkt. Das Igelbällchen ist ebenfalls ein beliebtes Massagetool. Mittels der unterschiedlichen Medien erfahren die Kinder außerdem unterschiedliche Arten der Berührung. Ein spannendes sensomotorisches Erleben!

Die anderen beiden Beispielmassagen nutzen dann die Berührung mit den Händen in unterschiedlicher Form. Auch diese Massagen können einfach und spielerisch abgewandelt werden. So wird aus der Pizzamassage in der Weihnachtszeit eine Plätzchenmassage. Das Wetter kann natürlich ebenfalls je nach Jahreszeit aufbereitet werden.

Neben dem eigenen Empfinden und der Wahrnehmung, was guttut und was nicht, lernen die Kinder in dieser Übung ganz spielerisch auch, auf den anderen einzugehen. Empathie, Achtsamkeit und ein liebevoller Umgang werden hier geübt. Sie erfahren sich sowohl in der Rolle des Schenkers und des Beschenkten. Interessant, dass sich auch hier mehr und mehr feststellen lässt, dass es vielen Kindern leichter fällt, in der „gebenden" Rolle zu sein, als in der „empfangenden".

Für mich zeigt das, dass Kinder schon früh lernen, dass man etwas tun muss, um etwas zu erhalten. Doch das sollte, meiner Meinung nach, nicht so sein. Im Gegenteil: Zuwendung, gleichgültig, welcher Art, sollten wir erhalten, einfach weil wir großartig sind, genauso, wie wir eben sind. Für mich ein wichtiges Erfahrungsfeld für die Kinder.

Und nun viel Freude am Tun!

18

PARTNERÜBUNGEN

Die räkelnde Katze

Ein Kind kommt in den Vierfüßlerstand, das andere Kind legt sich nun auf dessen Rücken. Sein Kopf ruht zwischen den Schulterblättern, die Beine sind bequem aufgestellt. Das Kind in der Katzenposition beginnt, sich zu räkeln und verschiedene Bewegungen mit dem Rücken zu machen, z. B. auch Katze – Kuh.

WIRKUNG

Diese Übung schafft Vertrauen und ein Gefühl von Getragensein und Verbundenheit. Gleichzeitig kann sich das obere Kind entspannen und es ist sehr wohltuend für den Rücken.

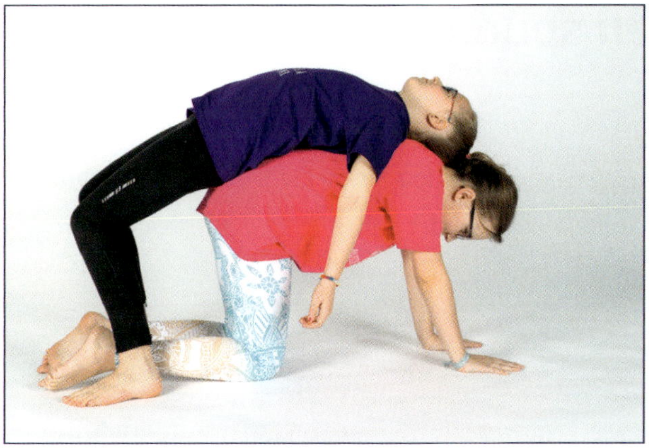

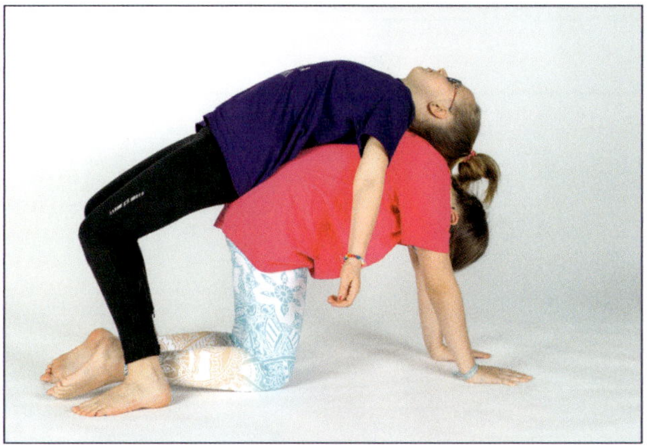

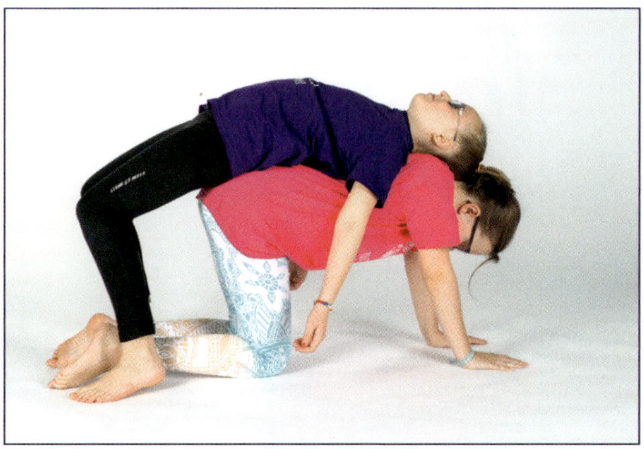

Den Rücken spüren

Die Kinder sitzen Rücken an Rücken im Schneidersitz. Leite sie verbal an, den Rücken des Partners zu spüren, den Atem, vielleicht den Herzschlag, die Temperatur und wahrzunehmen, wie und wo die Rücken Kontakt miteinander haben.

WIRKUNG

Die Kinder schulen ihre Achtsamkeit und schaffen eine Verbindung zueinander.

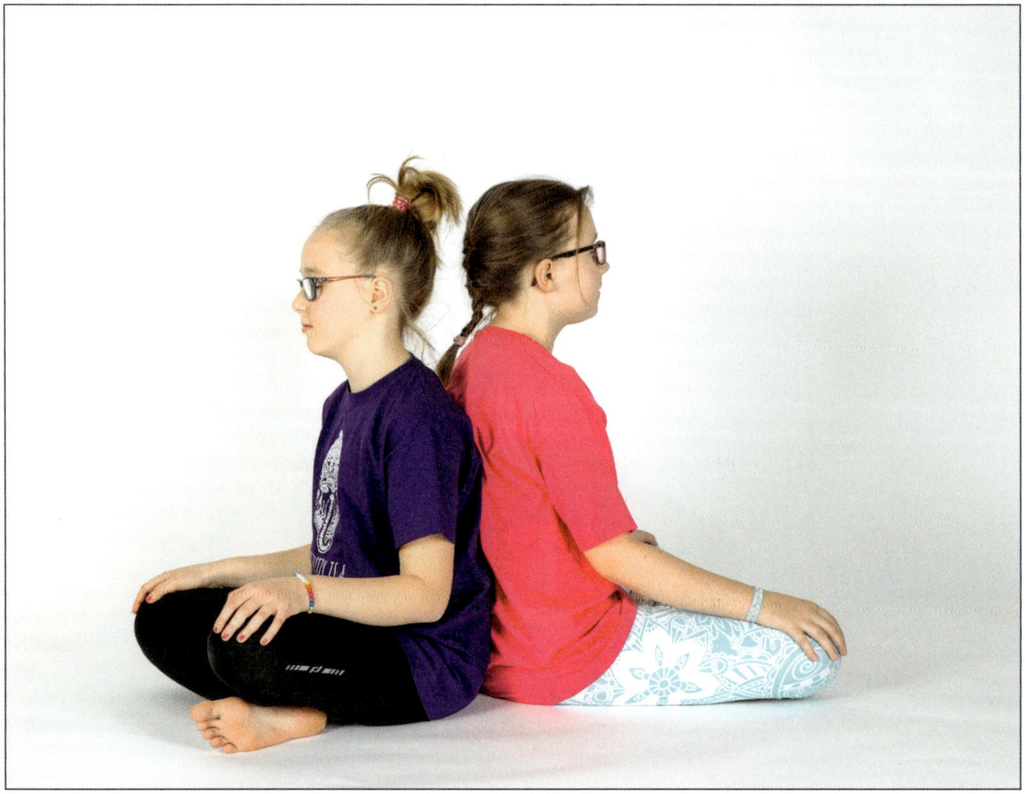

Das Pendel

Die Kinder haken, Rücken an Rücken sitzend, die Arme unter. Ein Kind beginnt, sich nach vorne zu beugen, dabei liegt das andere Kind entspannt auf dessen Rücken. Nach einem Moment der Entspannung wechseln die Kinder. Leite sie an, sich ohne Worte zu verständigen, nur über den Impuls des Körpers. Die Kinder können einige Male hin und her pendeln.

WIRKUNG

Die Kinder erleben einmal eine Vorbeuge und einmal eine Rückbeuge. So wird jeweils die Körpervorderseite oder die Körperrückseite gedehnt. Die Achtsamkeit wird geschult und das Spüren, wobei ohne Worte kommuniziert werden soll.

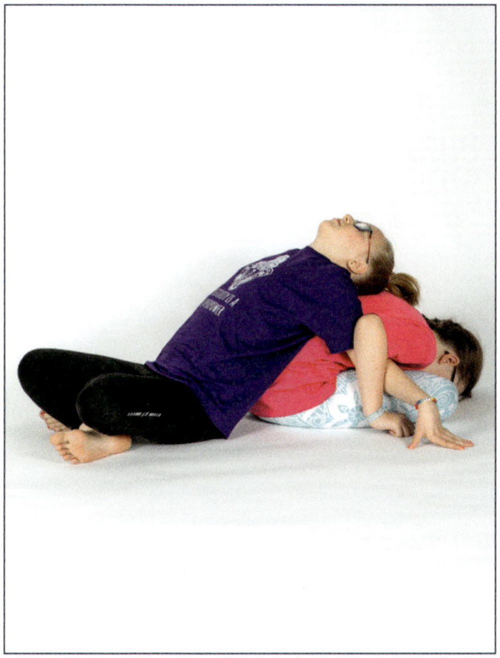

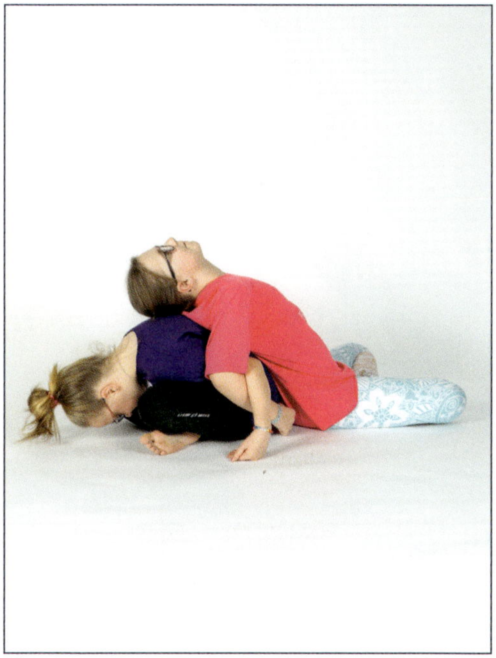

Der Blick über die Schulter

Die Kinder legen ihre rechte Hand an ihr linkes Knie und die linke Hand an das rechte Knie des Partners. Hier verweilen sie einen Moment. Der Atem fließt ruhig und gleichmäßig. Die Kinder können hierbei gerne die Augen schließen. Anschließend wird die Seite gewechselt.

WIRKUNG

Der sanfte Twist dehnt die Flanke und schafft Raum und Beweglichkeit im Rücken.

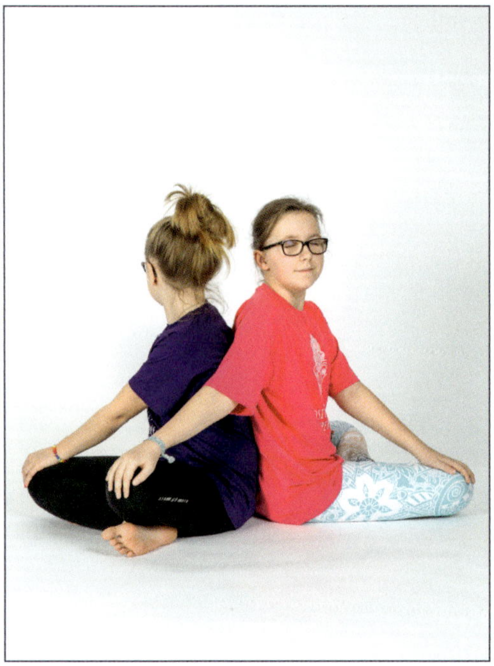

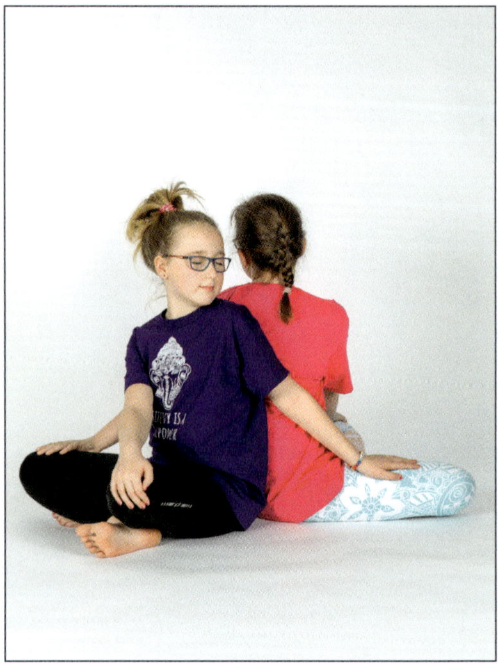

Verbundenheit

Die Kinder sitzen voreinander. Sie legen die eigene rechte Hand auf die linke Hand des Partners. Mit geschlossenen Augen die Verbundenheit spüren. Anschließend können sie sich mit der Geste des *Namasté* verabschieden.

WIRKUNG

Diese Übung schafft Verbindung, Vertrauen, Zugehörigkeit.

ZUSATZINFO

Namasté **ist eine Grußform in Indien. Die Hände werden vor dem Herzen in Gebetshaltung „Anjali Mudra" (*Anjali* heißt so viel wie Geschenk oder Gabe, *Mudra* bedeutet übersetzt „das, was Freude gibt" und wird mit den Händen oder Füßen geformt) gelegt. Den Kindern erkläre ich die Bedeutung so: „Das wunderbar Tolle in mir grüßt das wunderbar Tolle in dir!"**

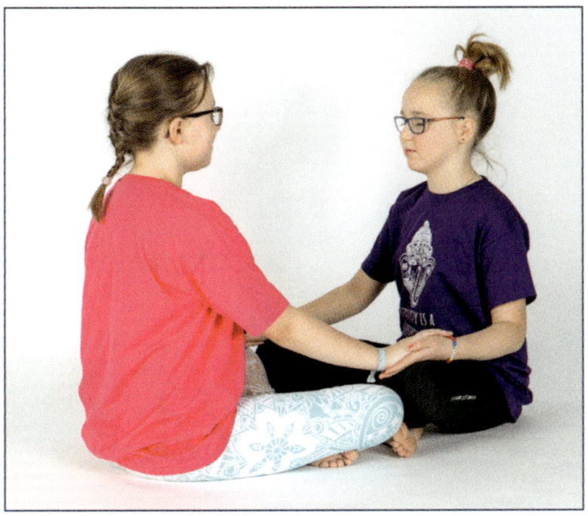

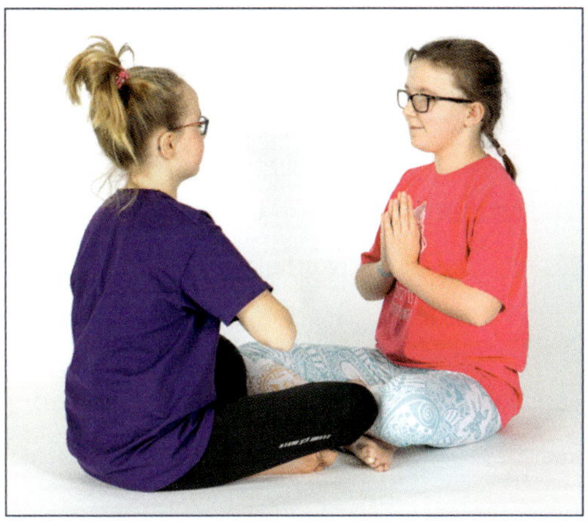

19

PIZZA, PIZZA VON ENZO TOMATO

Ein Kind kommt in die Kindeshaltung (Balasana, eingerolltes Blatt), das andere Kind sitzt hinter ihm.

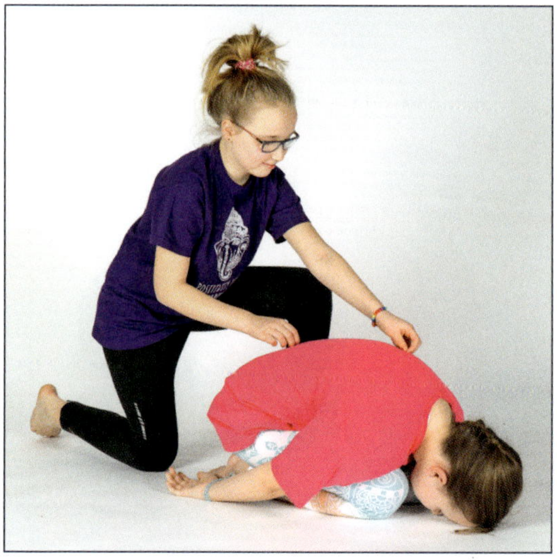

Heute wollen wir eine leckere Pizza backen, das Rezept hierfür stammt von dem berühmten Pizzabäcker Enzo Tomato. Ihm wird nachgesagt, dass er die weltbeste Pizza macht.

Zuerst müssen wir unseren Pizzateig gut durchkneten. *(Knetbewegungen auf dem Rücken machen.)*

Danach wird der Teig gleichmäßig ausgerollt. *(Mit dem Unterarm flächig den Rücken ausstreichen.)*

Nachdem wir den Teig nun ausgerollt haben, bestreichen wir ihn mit Tomatensauce. *(Mit den flachen Händen Streichbewegungen über den Rücken machen.)*

Nun kommen Kräuter und Gewürze auf die Sauce. *(Mit den Fingerspitzen auf den Rücken tippen, so, als würden feine Kräuter und Gewürze darauf herabrieseln.)*

Jetzt können wir unsere Pizza nach Belieben belegen. Wie wäre es z. B. mit Schinken? *(Mit dem Handballen sanft auf den Rücken drücken.)*

Und noch etwas Paprika. *(Die Hand wie eine Klaue halten und mit allen fünf Fingern auf den Rücken tippen.)*

Vielleicht auch noch etwas leckeren Mais. *(Mit dem Zeigefinger die Maiskörner auf dem Rücken verteilen.)*

Schließlich kommt noch etwas geriebener Käse obendrauf. *(Mit den Fingern wie Regentropfen sanft auf den Rücken klopfen.)*

Mmh, unsere Pizza sieht sehr lecker aus, aber bevor wir sie essen können, muss sie erst noch in den Ofen zum Backen. *(Die Hände aneinanderreiben, bis sie warm sind und dann die warmen Hände auf den Rücken auflegen.)*

Fertig! Guten Appetit!

Die Kinder tauschen. Alternativ kann natürlich auch ein Erwachsener die Massage mit einem Kind durchführen, auch ohne zu tauschen.

TIPP

Die Pizzazutaten am besten von den Kindern benennen lassen und dann kreativ abwandeln, so macht es noch mehr Spaß!

20

WAS FÜR EIN WETTER!

Ein Kind kommt in die Kindeshaltung (Balasana, eingerolltes Blatt), das andere Kind sitzt hinter ihm, oder alternativ können die Kinder auch hintereinander sitzen. Dies funktioniert sowohl in Partnerarbeit als auch im Kreis als Gruppenmassage.

Heute ist ein schöner, sonniger Tag, wunderbar für einen Spaziergang. Du spürst die warme Sonne auf deinem Rücken *(Die Hände aneinanderreiben, bis sie warm sind und dann die warmen Hände auf den Rücken auflegen.)*

Plötzlich tauchen Wolken am Himmel auf. *(Sanft und achtsam mit den Fäusten auf den Rücken drücken und diesen abrollen.)*

Ein sanfter Wind kommt auf. *(Mit den Handrücken ganz sachte über den Rücken streichen.)*

Der Wind wird stärker. *(Mit den Händen flächig und etwas schneller den Rücken ausstreichen.)*

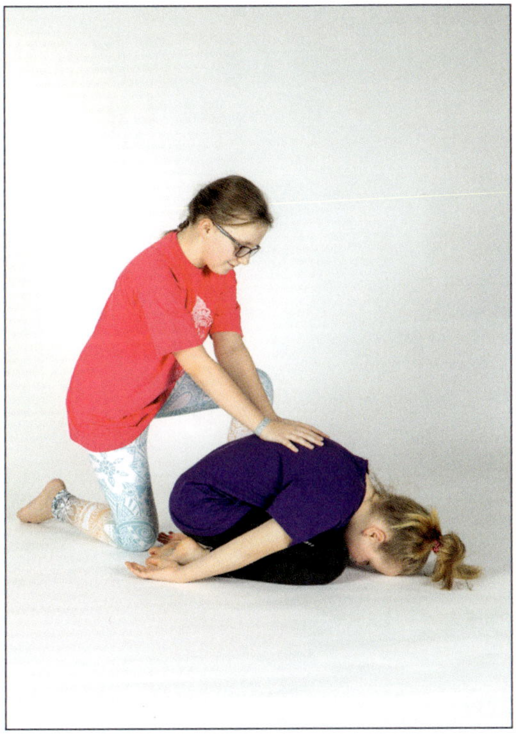

Da vorne ist eine Hütte, in der können wir uns unterstellen!

Nun kommen die ersten Regentropfen. *(Mit dem Zeigefinger sachte kleine Tropfen auf den Rücken punkten.)*

Der Regen wird stärker und stärker. *(Mit allen Fingern auf dem Rücken „regnen".)*

Plötzlich hören wir es donnern. *(Mit den Fäusten sanft (!!!) auf den Rücken trommeln.)*

Dann blitzt es auch noch. *(Mit dem Zeigefinger Blitze auf den Rücken malen.)*

Langsam werden Wind und Regen wieder weniger. *(Sanfte, kleine Regen- und Windberührungen machen.)*

Schließlich verschwinden auch die Wolken wieder und die Sonne kehrt zurück. *(Noch einmal die Hände aneinanderreiben und die warmen Hände auflegen.)*

Puh, Glück gehabt. Nun können wir wieder nach Hause gehen. Was für ein Wetter ...

Die Kinder tauschen. Alternativ kann natürlich auch ein Erwachsener die Massage mit einem Kind durchführen, auch ohne zu tauschen.

TIPP

Diese Massage kann hervorragend an die jeweiligen Jahreszeiten angepasst werden. So kann es auch schneien oder Blitzeis geben. Der Kreativität sind keine Grenzen gesetzt!

21

DER ZAUBERVOGEL

Ein Kind liegt auf der Matte, das andere Kind sitzt mit einer Feder daneben.

Stelle dir vor, du liegst im warmen Sand.

Du hörst den Wellen zu. Sie spülen an den Strand und gehen wieder hinaus aufs Meer.

Leise setzt sich ein Zaubervogel (links) neben dich.

Er streichelt dich mit seinen Zauberfedern und das schenkt dir Ruhe und Geborgenheit.

Er beginnt an deiner Schulter und wandert dann über den Oberarm, den Unterarm hinunter bis zur Hand.

Dort streicht er einmal über den Daumen, den Zeigefinger, den Mittelfinger, den Ringfinger, den kleinen Finger, einmal über die ganze Hand.

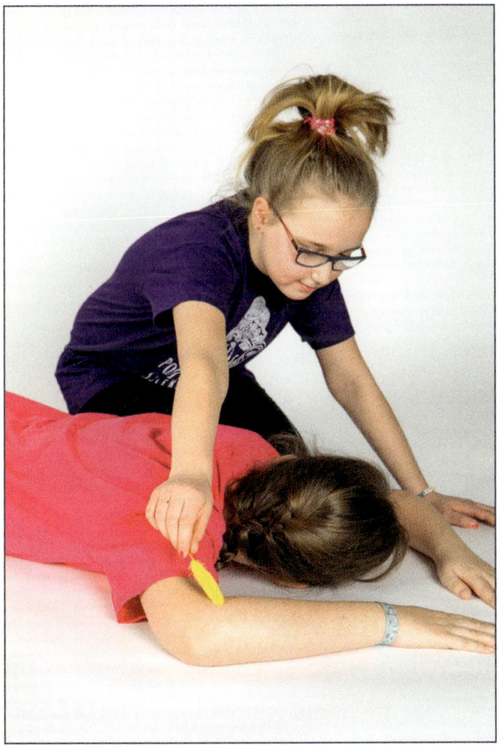

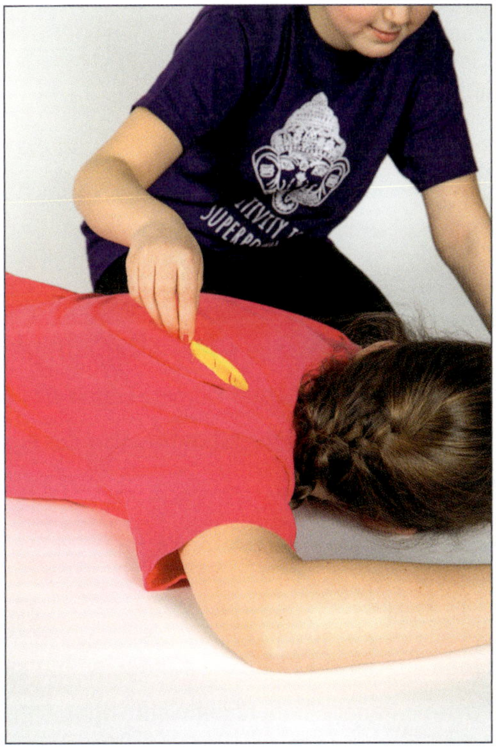

Dann wandert er langsam wieder den Arm nach oben zur Schulter und von dort den Rücken entlang nach unten, an der Hüfte vorbei, zum Oberschenkel, über die Kniekehle, die Wade zum Fuß.

Er streicht einmal über die große Zehe, einmal über die vier kleinen Zehen. Einmal an der Innenseite des Fußes entlang.

Dann wandert er wieder nach oben über das Bein, die Hüfte zum Rücken.

Oben an der Schulter angekommen, springt der Zaubervogel ganz sachte auf die andere Seite.

Von hier aus beginnt er wieder an der Schulter (Text wie vorher ...).

Abschließend streicht er noch einmal ganz zart über deinen Nacken, die Stirn und ganz sachte über die Nase.

Dann verabschiedet sich der Zaubervogel ... wohin er wohl fliegt?

Die Kinder tauschen ihre Plätze. Alternativ kann natürlich auch ein Erwachsener die Massage mit einem Kind durchführen, auch ohne zu tauschen.

TIPP

Diese Partnermassage schult nicht nur die Körperwahrnehmung, sondern auch die Kenntnisse über den eigenen Körper. Durch das Benennen der einzelnen Körperteile bekommen die Kinder ein Grundverständnis von der eigenen Anatomie.

TIPP

Frage vor der Massage die Kinder, wohin sie gerne reisen. Nicht alle Kinder sind gerne am Wasser, manche haben vielleicht sogar Angst davor. Vor allem mit Kindern, die Fluchterfahrungen gemacht haben, möchtest du nicht ans Meer reisen, wenn sie möglicherweise über das Wasser geflüchtet sind. Denn dann ist das Meer sicherlich kein entspannter Ort. Im schlimmsten Fall kannst du hierdurch ein Kind re-traumatisieren. Deshalb sei achtsam mit der Wahl deiner Orte für eine Fantasiereise. Der Zaubervogel kann dann genauso gut auf einer Wiese oder einfach auf der eigenen Matte zu Besuch kommen!

22

TECHNIKEN IN DER RÜCKENLAGE

In der Rückenlage lassen sich viele unterschiedliche Techniken gut ausführen. Das Kind liegt bequem auf dem Rücken. Falls es für das Kind angenehmer ist, kannst du ihm ein Kissen für den Kopf anbieten.

Beachte bei der Rückenlage, dass es eine sehr ungeschützte Haltung ist. Unsere sensible Körpervorderseite ist völlig schutzlos, ein Grund, warum viele Menschen anfangs die Augen in dieser Haltung nicht gut schließen können. Dies ist auch häufig in Kursen in der Schlussentspannung in *Savasana* (Entspannungshaltung in der Rückenlage) zu beobachten. Viele Kinder liegen zu Anfang nicht gerne auf dem Rücken, vor allem, wenn sie dich noch nicht gut kennen. Sei achtsam und gib dem Kind gegebenenfalls eine alternative Haltung zur Wahl.

TIPP

Nach der Technik „Die Muschel“ gibt es weitere Techniken in der Rückenlage, die am Oberkörper und Kopf ausgeführt werden. Diese eignen sich auch wunderbar als Abschluss nach den Techniken im Sitzen. Du kannst das Kind vom Sitzen in die Rückenlage bringen und dann noch an Kopf, Schultern und Händen arbeiten. Natürlich kannst du auch die Techniken der Rückenlage komplett hintereinander ausführen.

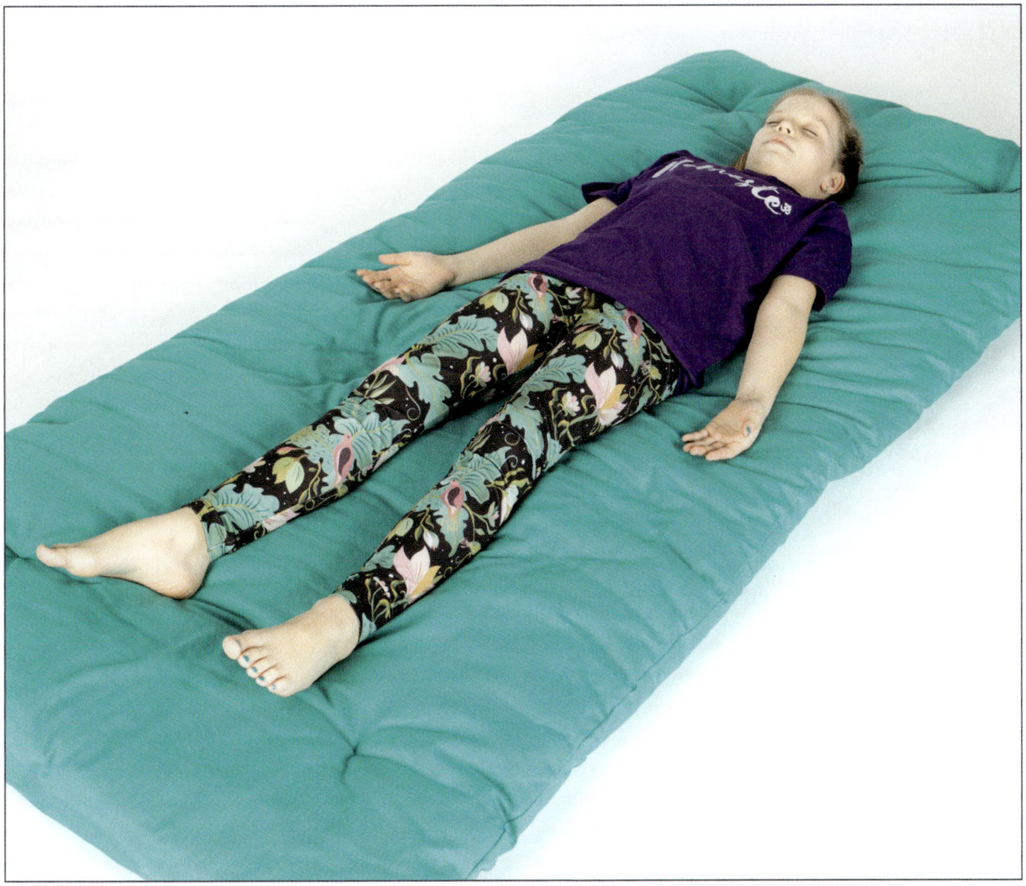

Ankommen

Du sitzt im Fersensitz zwischen den Füßen des Kindes. Nimm eine Haltung ein, die sich stimmig für dich anfühlt. Du kannst die Hände in der Geste des *Namasté* vor dein Herz legen oder beide Hände auf dein Herz legen oder du legst die Hände einfach bequem in den Schoß. Schließe deine Augen und komme ganz bei dir an. Vielleicht hast du bereits eine Technik, die dich mit dir selbst verbindet und zur Ruhe kommen lässt. Spüre deine Herzensenergie und freue dich darauf, das Geschenk der Berührung nun weitergeben zu dürfen.

WIRKUNG

Das Ankommen soll dir helfen, zur Ruhe zu kommen, dich zu sammeln und mit dir in Verbindung zu treten. Denn nur, wenn du entspannt und ruhig bist, kannst du dies auch auf das Kind übertragen.

TIPP

Falls du keine eigene Technik hast, kannst du dir ein schönes Erlebnis oder einen glücklichen Moment vor dein inneres Auge holen. Du kannst auch eine kurze Meditation oder Atembeobachtung machen.

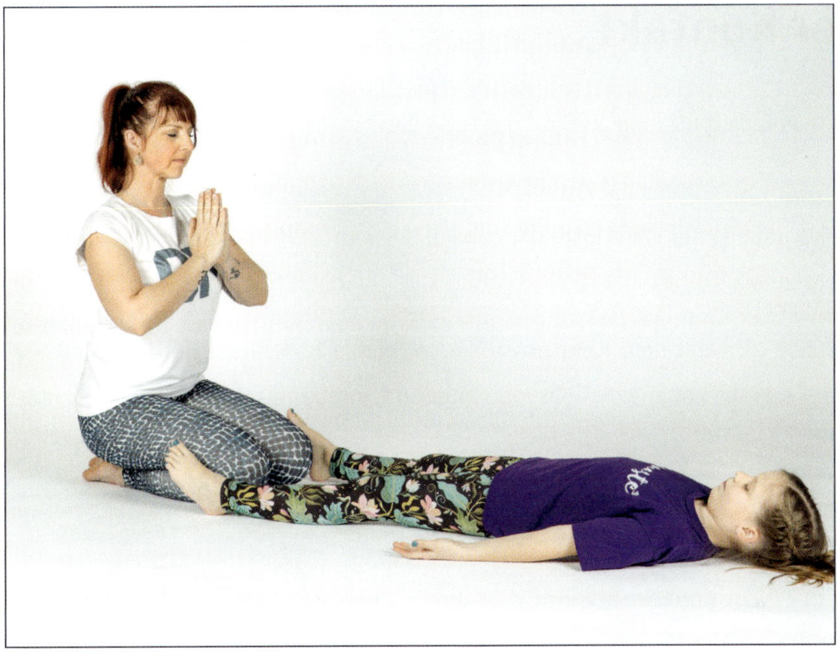

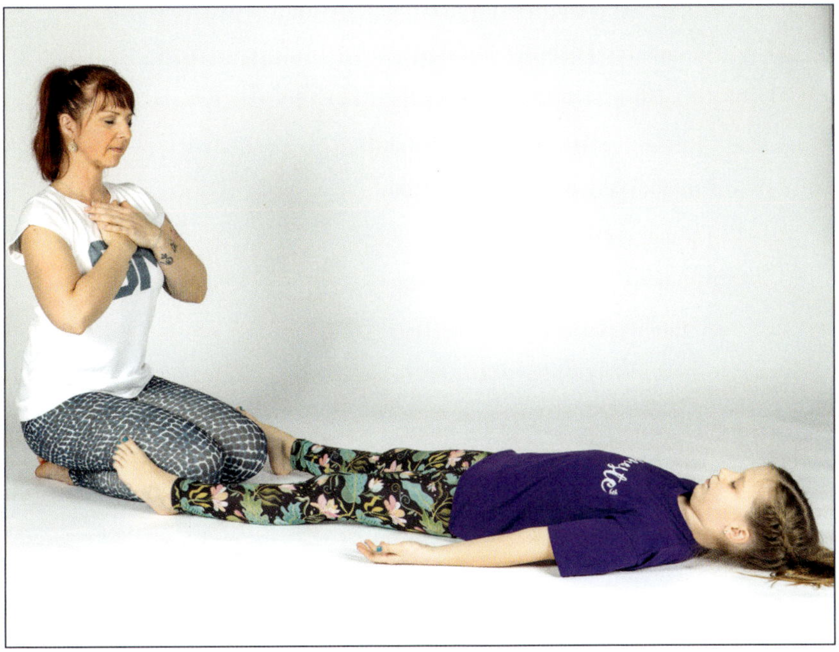

Erster Kontakt

Lasse deine Hände ganz langsam auf die Füße des Kindes sinken und stelle so den ersten Kontakt her.

Der erste Kontakt ist der Wichtigste der ganzen Session, denn er vermittelt Vertrauen, Sicherheit und Geborgenheit.

Nimm dir Zeit, dich mit dem Kind zu verbinden. Vielleicht schickst du dem Kind vor dir einen liebevollen Gedanken oder eine liebevolle Intention, mit der du nun arbeiten möchtest.

TIPP

Mit diesem ersten Kontakt beginnt die Übertragung von Ruhe und Entspannung, deshalb sei dir darüber im Klaren, wie es dir selbst gerade geht, denn das wirst du mit deiner Berührung übertragen.

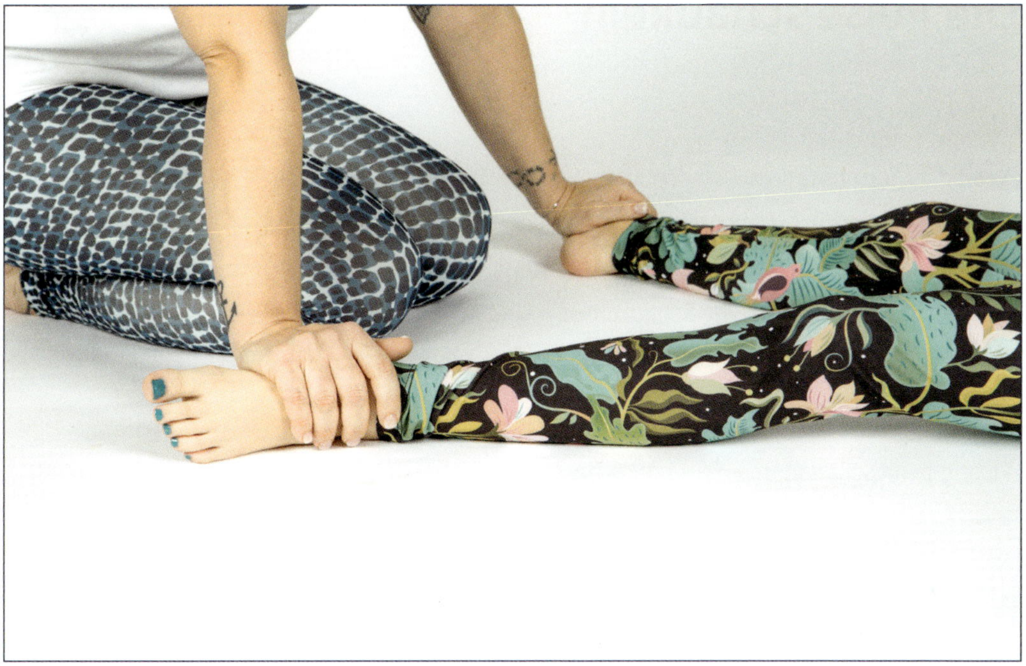

Die Füße schaukeln

Den Körper lockern

Du sitzt im Fersensitz zwischen den Füßen des Kindes. Deine Fingerspitzen ruhen an den Außenseiten des Fußspanns knapp unterhalb des Fußknöchels. Gib nun abwechselnd einen Schaukelimpuls auf den Fußrücken. Der Impuls darf ruhig ein wenig kräftiger und zügiger sein, sodass die Füße in eine gleichmäßige Schaukelbewegung kommen. Wenn das Kind entspannt ist, setzt sich der Impuls möglicherweise durch den ganzen Körper fort, vielleicht beginnt sogar die Nasenspitze, mitzutanzen.

Wichtig beim sogenannten *Rocking* ist, dass deine Bewegung aus deiner Körpermitte kommt.

WIRKUNG

Schaukelbewegungen beruhigen das Nervensystem und wirken ganzheitlich beruhigend. Zusätzlich lockern sie den Körper des Kindes. Wir kennen das sanfte Schaukeln aus dem Mutterleib, weshalb es uns unbewusst immer noch beruhigt und entspannt.

TIPP

Jeder Körper hat seinen eigenen Rhythmus. Spüre, welchen Rhythmus der Körper des Kindes hat, den du gerade berührst.

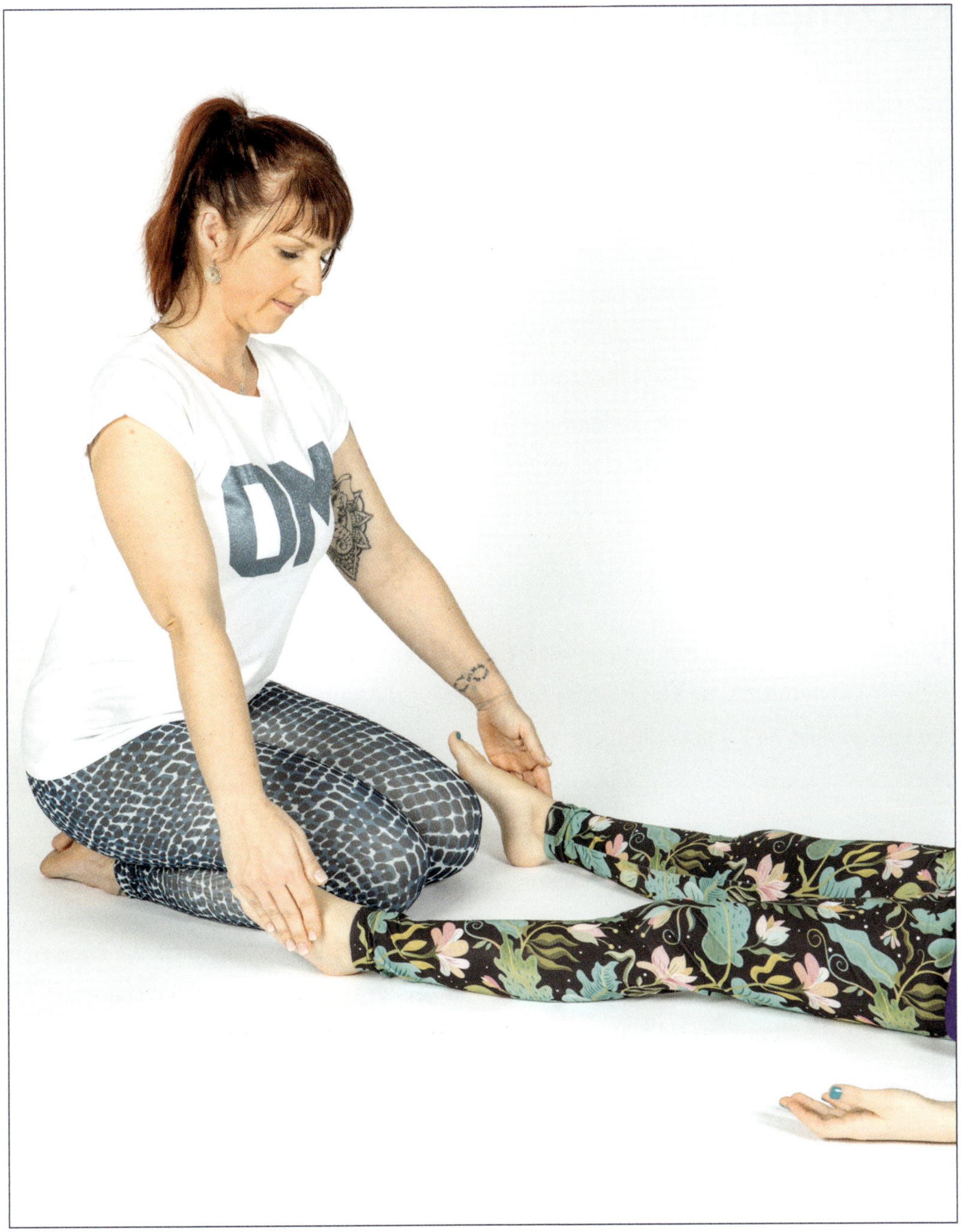

Katzenpfoten

Abwechselnder Handballendruck an den Füßen

Du sitzt im Fersensitz zwischen den Füßen des Kindes. Deine Handballen liegen rechts und links in den Innenkanten (Fußgewölbe) des Fußes. Lasse deine Arme gestreckt. Beginne nun, langsam aus deiner Körpermitte heraus, zu einer Seite zu schwingen. Sinke dabei langsam mit deinem Handballen in das Fußgewölbe. Genauso langsam löst du das Gewicht wieder und schwingst dann zur anderen Seite, um den gleichen Vorgang auf der zweiten Seite zu wiederholen. Mit jeder Gewichtsverlagerung versetzt du deinen Handballen ein Stück weiter nach oben in Richtung Fußballen. So wanderst du das Fußgewölbe nach oben bis kurz vor den Fußballen und wieder zurück. Dies kannst du auch mehrmals wiederholen.

WIRKUNG

Die Füße werden aufgewärmt und gelockert. Es entsteht eine sanfte Hüftöffnung durch eine leichte Außenrotation. Im Fußgewölbe befindet sich die sogenannte *Wirbelsäulenlinie*, die den Energiefluss im Körper stimuliert.

ACHTUNG

Es gibt Kinder, deren Hüfte nicht sehr offen ist. Das erkennst du daran, dass die Füße sich nicht leicht nach außen dehnen lassen. Gib dann keinen starken Druck. Möglicherweise ist es hilfreich, die Oberschenkel ein wenig in die Außenrotation zu bringen.

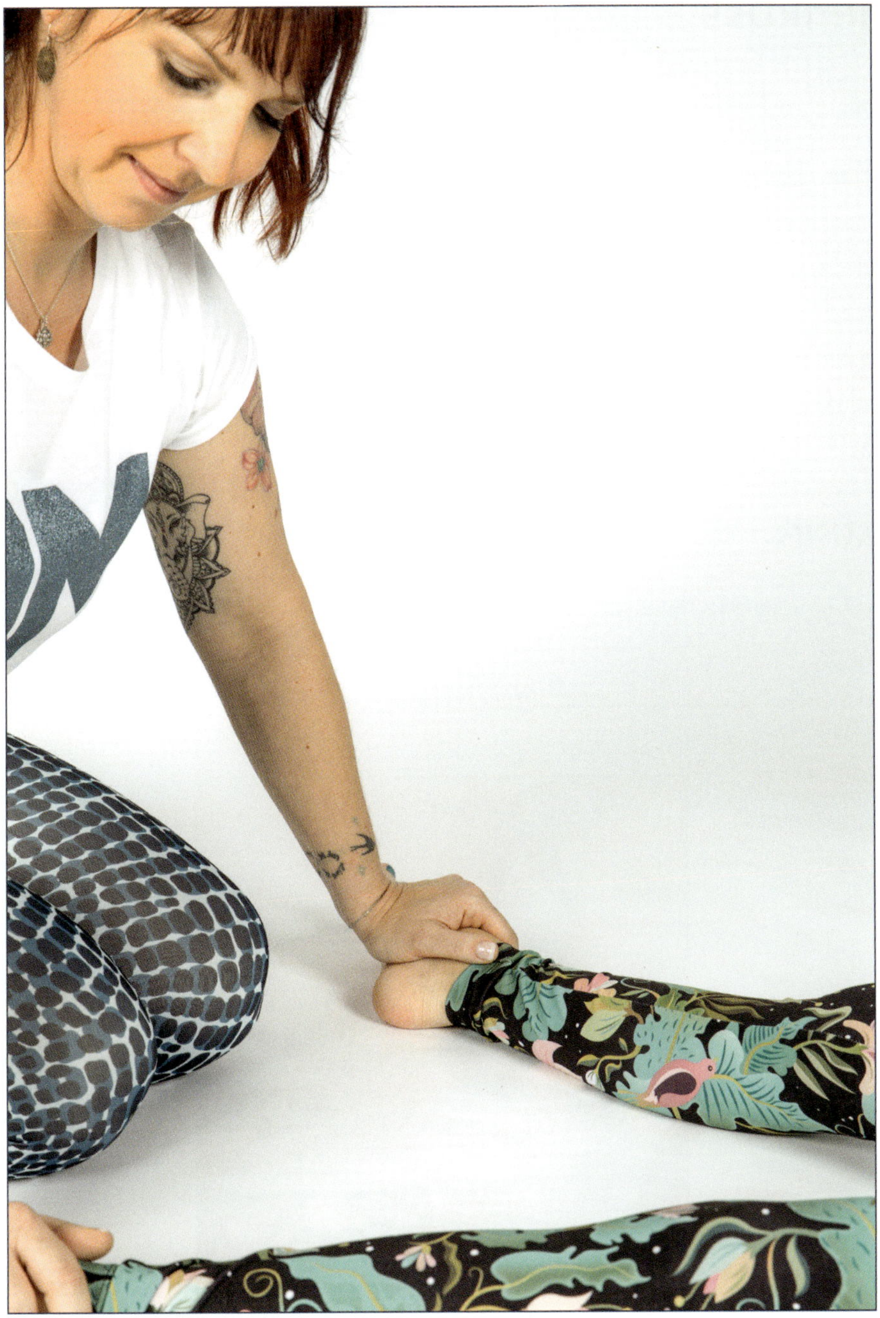

Zehenkuss

Fußdehnung nach innen

Du sitzt im geöffneten Fersensitz, die Füße des Kindes liegen zwischen deinen Knien. Deine Hände liegen außen am Fußrücken. Die großen Zehen zeigen (je nach Hüftöffnung) leicht zueinander. Langsam verlagere dein Gewicht zu einer Seite, sodass du den Impuls über deinen gestreckten Arm in die Hand geben kannst und den Fuß sanft nach innen dehnst. Du kannst hier mit langsamem, wechselseitigem Druck (die Füße abwechselnd in die Dehnung bringen), aber auch mit gleichzeitigem Druck arbeiten (die Füße gleichzeitig in die Dehnung bringen).

WIRKUNG

Es erfolgt eine leichte Innenrotation der Hüfte. Gleichzeitig schaffen wir Raum im unteren Rücken.

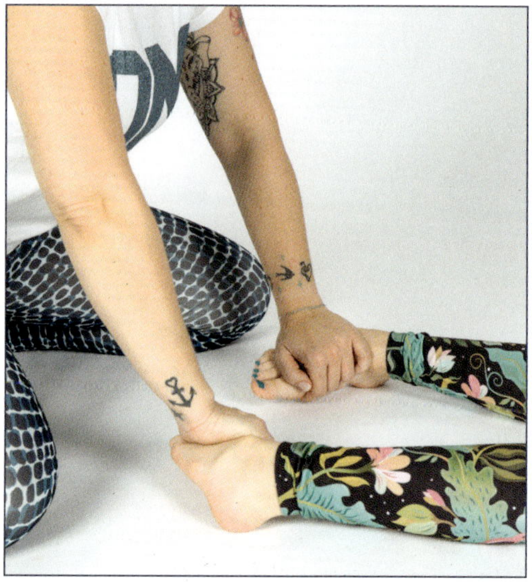

Lange Füße

Dehnung des Fußspanns

Du sitzt zwischen den Füßen des Kindes. Bringe die Füße gerade nach vorne und lege deine Hände auf den Fußrücken knapp unterhalb des Knöchels. Bringe die Füße in eine sanfte Dehnung nach vorne, indem du langsam und achtsam einen Teil deines Körpergewichts in deine Hände sinken lässt. Löse langsam und versetze die Hände ein wenig weiter in Richtung Fußzehen. Danach bringe deine Hände von unten an die Fußsohle und dehne einmal in die Gegenbewegung.

WIRKUNG

Das Fußgelenk wird mobilisiert. Fußrücken und Schienbeinmuskel werden gedehnt. In der Gegenbewegung dann der Wadenmuskel. Das Kreuzbein sowie die Achillessehne werden gestreckt.

TIPP

Du kannst diese Technik zwei- bis dreimal wiederholen.

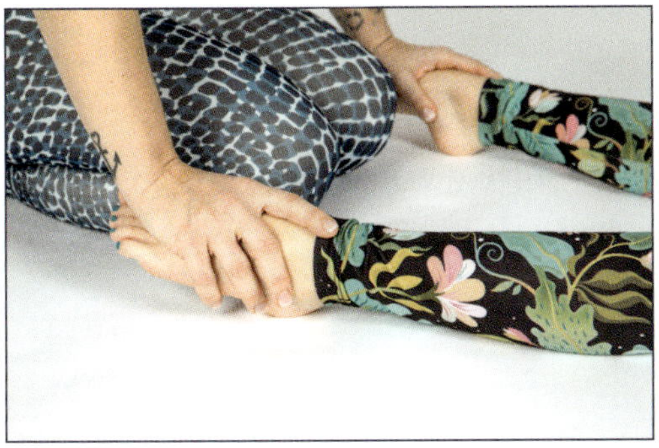

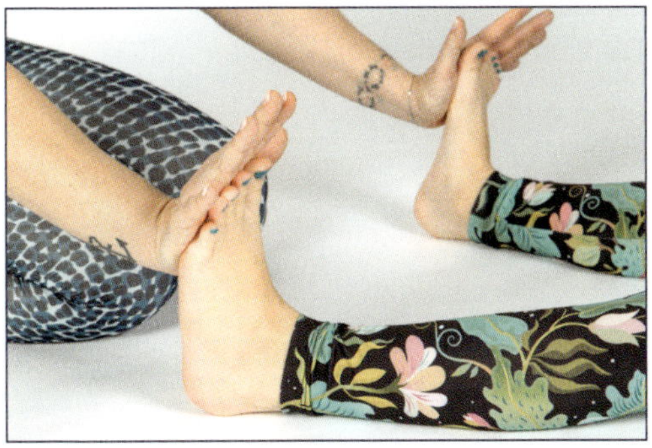

Gummiband

Dehnung der Körperrückseite

Bringe deine Hände von außen unter die Fersen und hebe die Füße nach oben. Rücke etwas näher, sodass du deine Unterarme bequem auf deinen Oberschenkeln ablegen kannst. Du sitzt im geöffneten Kniesitz. Die Füße des Kindes ruhen in deinen Händen knapp vor deinem Bauch. Lehne dich nun langsam, mit geradem Rücken, nach hinten und halte die Füße in deinen Händen. Bleibe kurz in der Dehnung, dann schwinge ganz langsam wieder nach vorne. Lehne den Oberkörper vor, sodass die Füße des Kindes an deinen Bauch kommen und du eine Dehnung nach vorne initiierst. Diesen langsamen Wechsel kannst du mehrmals wiederholen. Wenn du in der Dehnung nach hinten bist, kannst du zusätzlich sanft nach hinten pulsieren (*Rocking*).

WIRKUNG

Diese Dehnung verläuft durch die komplette Körperrückseite und schafft Raum im unteren Rücken. Die Beinrückseiten sowie die Achillessehne werden gedehnt. Die Hüfte und der Bereich des Kreuzbeins werden entlastet.

TIPP

Du kannst dir das *Rocking* vorstellen, als würdest du ein Gummiband achtsam in die Dehnung bringen und in der Dehnung langsam schwingend ein klein wenig weiter dehnen. Du kannst auch abschließend die Füße an deinen Bauch legen und mehrere tiefe Atemzüge in den Bauch geben. Ein sehr verbindendes und beruhigendes Element.

Gut geeignet auch als Assist in einer Yogastunde!

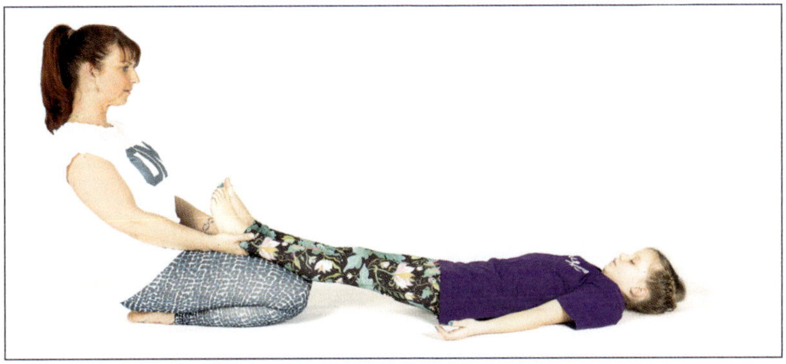

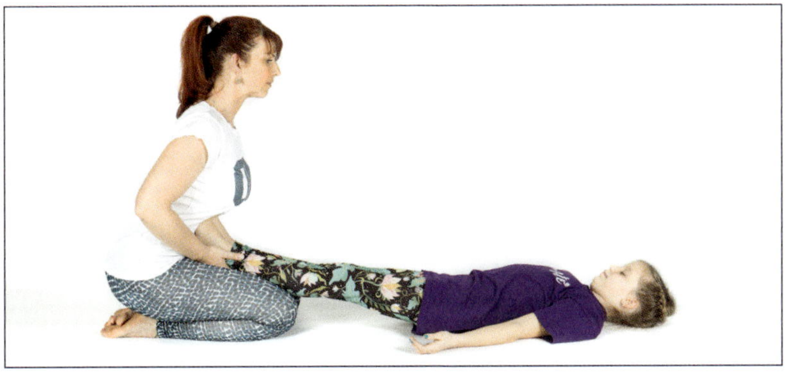

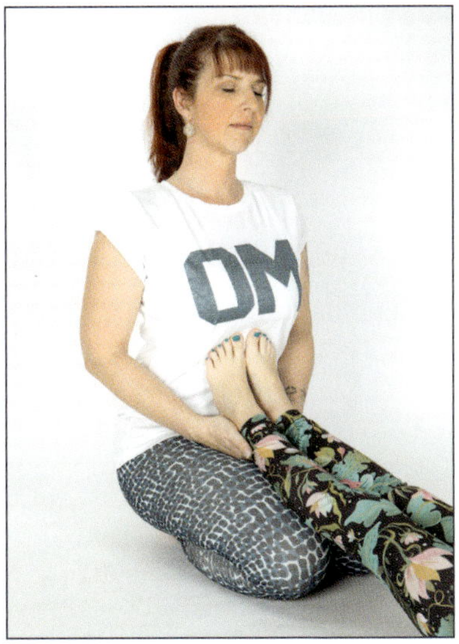
OM

Der Baum

Baumdehnung

Lege ein Knie des Kindes in die Baumposition. Das Knie zeigt nach außen. Unterlagere das Knie mit einer Decke oder einem Kissen. Du möchtest das Knie nicht künstlich erhöhen, aber so unterlagern, dass es bequem liegt und geschützt ist. Du positionierst dich so, dass dein Bauchnabel in Richtung Knie des Kindes zeigt.

Du bist im halben Kniestand (ein Knie am Boden und ein Fuß aufgestellt) oder im Kniestand, je nachdem, was für dich bequem ist. Deine Hände sind im sogenannten *Schmetterlingsgriff*. Handballen aneinander, die Finger zeigen nach außen.

Du beginnst knapp unterhalb der Leiste an der Innenseite des Oberschenkels. Hier ist der Hebel am geringsten. Über die gestreckten Arme gibst du langsam Druck in das Gewebe. Bleibe kurz und dann löse langsam den Druck wieder. Versetze die Hände ein klein wenig nach unten in Richtung Knie und finde 2-3 Kontaktpunkte. Du beendest kurz oberhalb des Knies – bitte keinen Druck auf das Knie geben!

Du kannst diese Technik mehrmals durchführen.

WIRKUNG

Die Außenrotation öffnet die Hüfte und schafft Raum im unteren Rücken. Die Adduktoren (Muskeln zum Heranziehen der Gliedmaßen) der Oberschenkel werden gedehnt.

TIPP

Achte auf die Druckintensität, da dies eine sensible Stelle ist. Bleibe in Kontakt, gegebenenfalls frage nach.

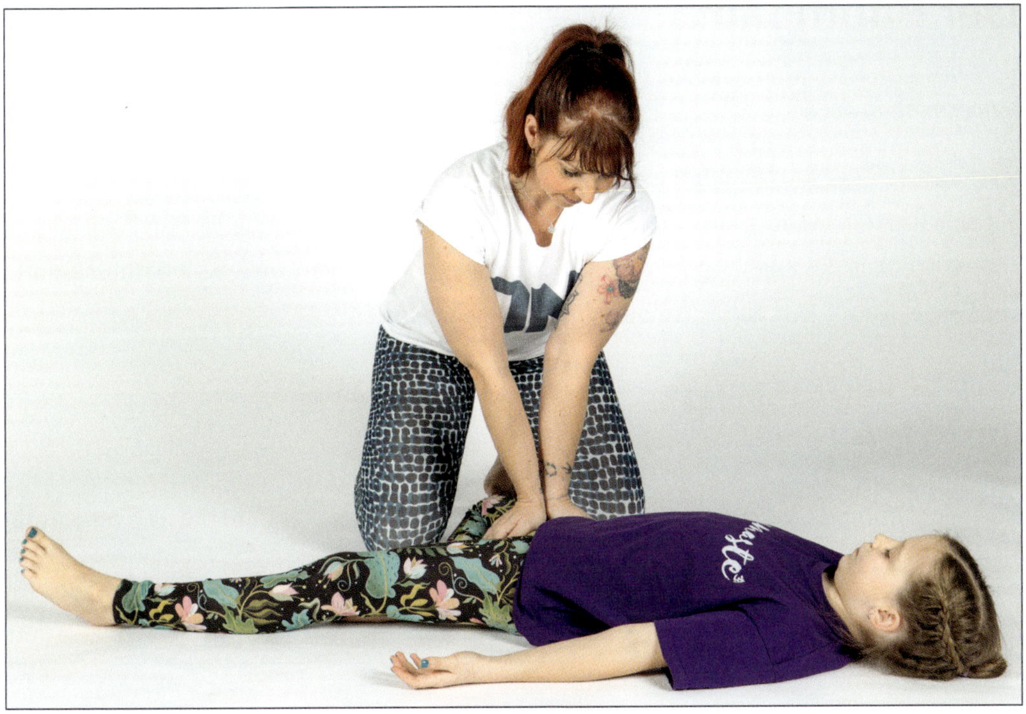

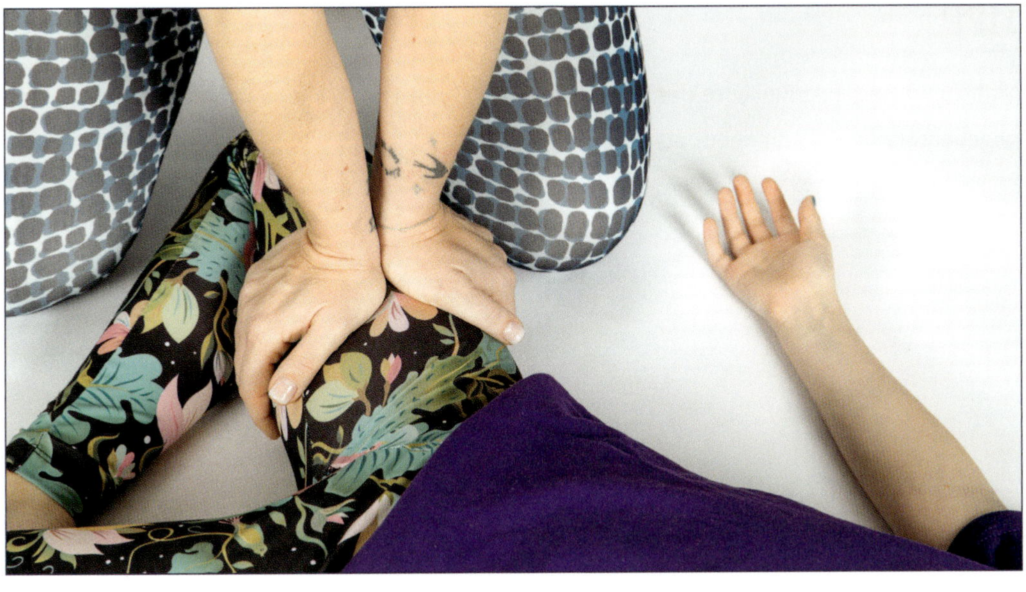

Der Baum fällt

Innenrotation der Hüfte

Stelle den Fuß des Kindes auf. Bringe das Knie über die Körpermitte. Deine äußere Hand liegt auf dem Knie (ohne Druck auszuüben). Mit der anderen Hand arbeitest du im Handballendruck, knapp unterhalb des Knies beginnend, die Außenseite des aufgestellten Beins in Richtung Hüfte und wieder zurück. Dies kannst du auch mehrmals wiederholen.

WIRKUNG

Nach der Öffnung (*Baum*) ist eine Innenrotation der Hüfte sehr wohltuend. Die Innenrotation fördert gleichzeitig Beweglichkeit im unteren Rücken (Lendenwirbelsäule) und schafft hier Raum. Die Außenseite des Oberschenkels wird gedehnt.

TIPP

Manchmal ist die Außenseite des Oberschenkels sehr sensibel, bleibe achtsam und langsam, gegebenenfalls hole dir Feedback ein.

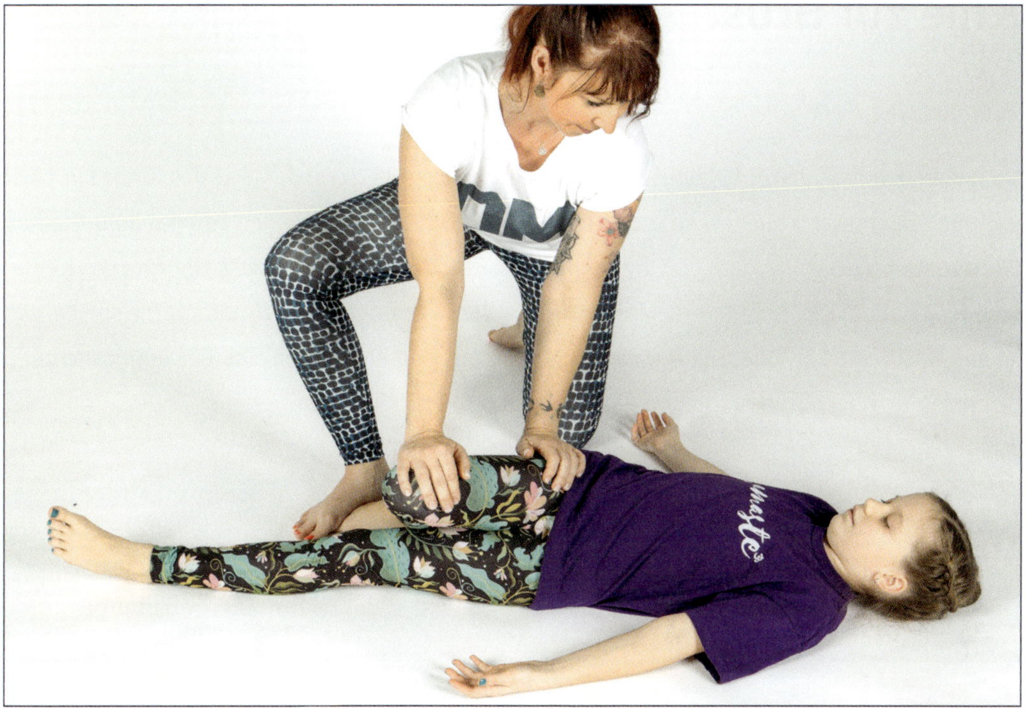

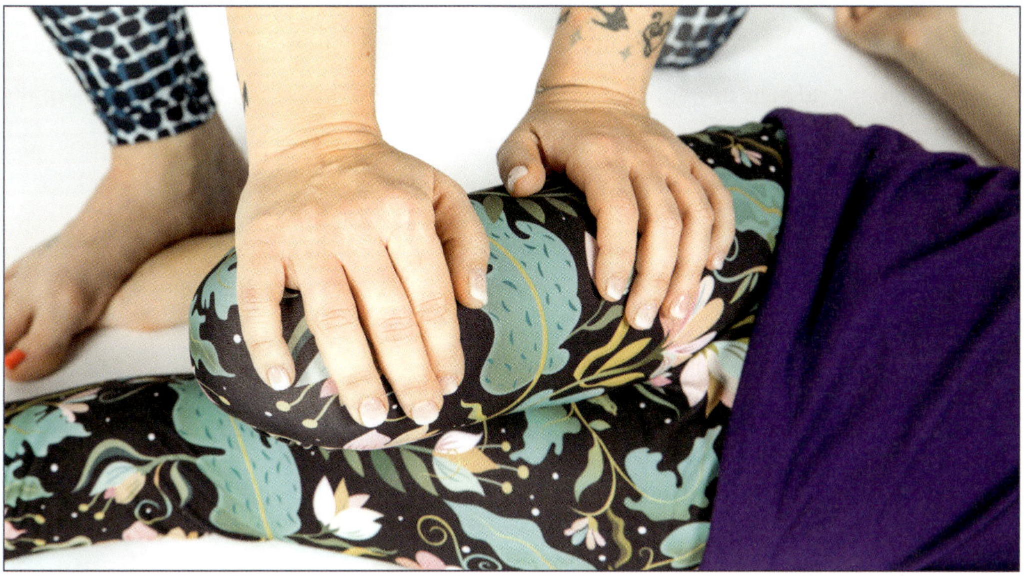

Knie zur Brust

Dehnung der Beinmuskulatur

Du kniest und hast den Fuß deines äußeren Beins aufgestellt. Lege den Fuß des Kindes in einer leichten Außenrotation in die Leiste deines aufgestellten Beins. Bringe den Fuß des aufgestellten Beins so weit nach vorne, dass du kurz vor der Achselhöhle des Kindes stehst. Der Arm des Kindes liegt in Schulterhöhe. Mit dem Ausatmen des Kindes lässt du dich sanft nach vorne sinken. Gib keinen Druck auf das Knie. Die Bewegung kommt aus deinem Becken. Die Bewegungsrichtung des Knies ist in Richtung Achselhöhle (also leicht schräg).

WIRKUNG

Die innere Beinmuskulatur wird gedehnt. Zusätzlich wird in der Hüfte die Flexibilität gefördert.

ACHTUNG

Manche Kinder sind sehr beweglich. Um nicht zu stark zu dehnen, hole dir gegebenenfalls Feedback ein.

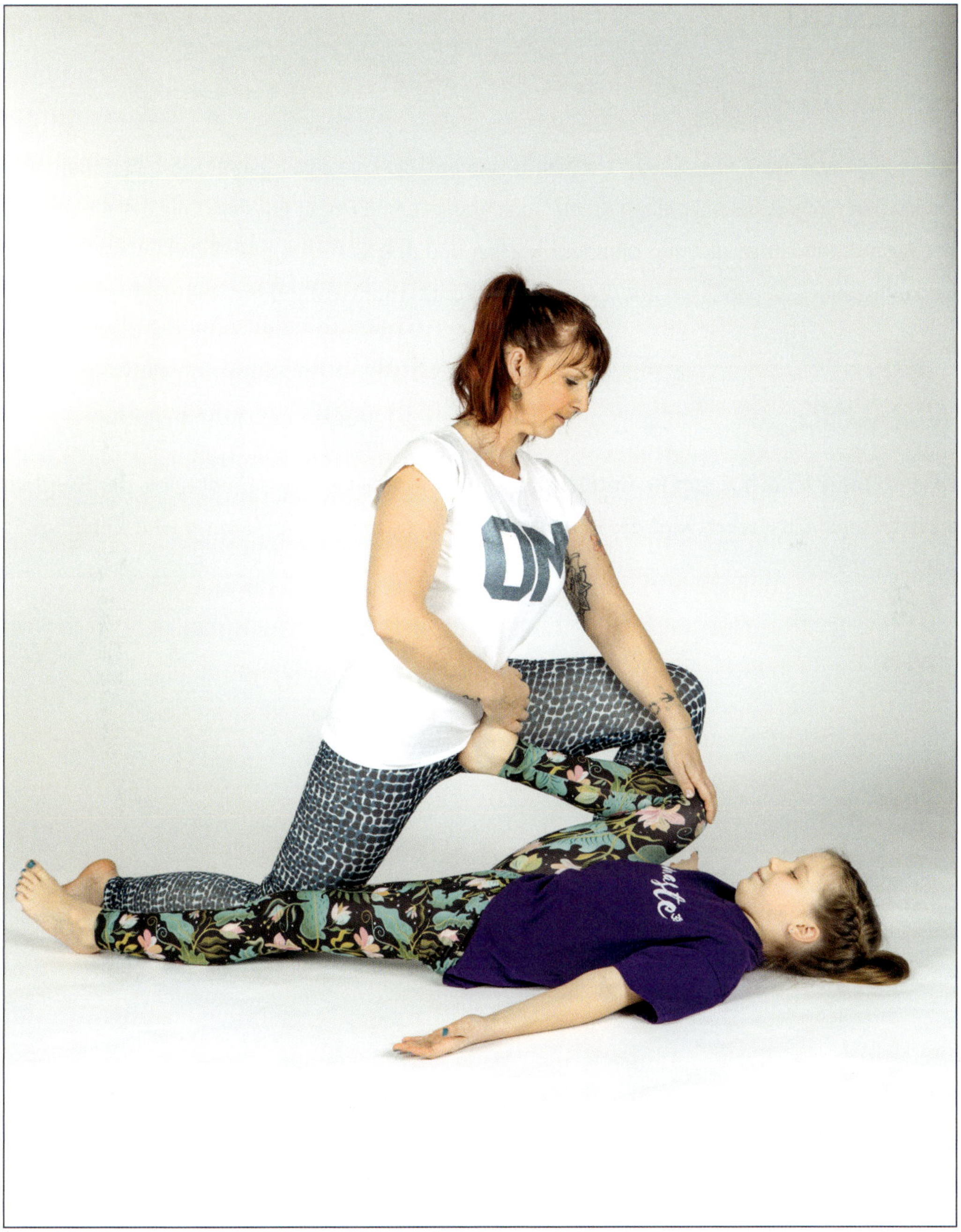

Kniezug

Entlastung des Rückens

Stelle einen Fuß des Kindes knapp vor dem Gesäß auf. Du kniest vor dem aufgestellten Bein und fixierst den Fußknöchel mit deinen Knien. Verschränke deine Finger auf dem Knie des Kindes. Mit der Ausatmung lehnst dich mit geradem Rücken und gestreckten Armen langsam nach hinten. Du kannst hier auch noch ein oder zwei weitere Kontaktpunkte auf dem Oberschenkel finden.

WIRKUNG

Diese Übung schafft Raum im unteren Rücken und in der Hüfte, sie entlastet den Lendenwirbelbereich. Zusätzlich wird der Bauchraum gedehnt und die Verdauung wird angeregt.

TIPP

Du kannst in der Dehnung auch leicht pulsieren (*Rocking*).

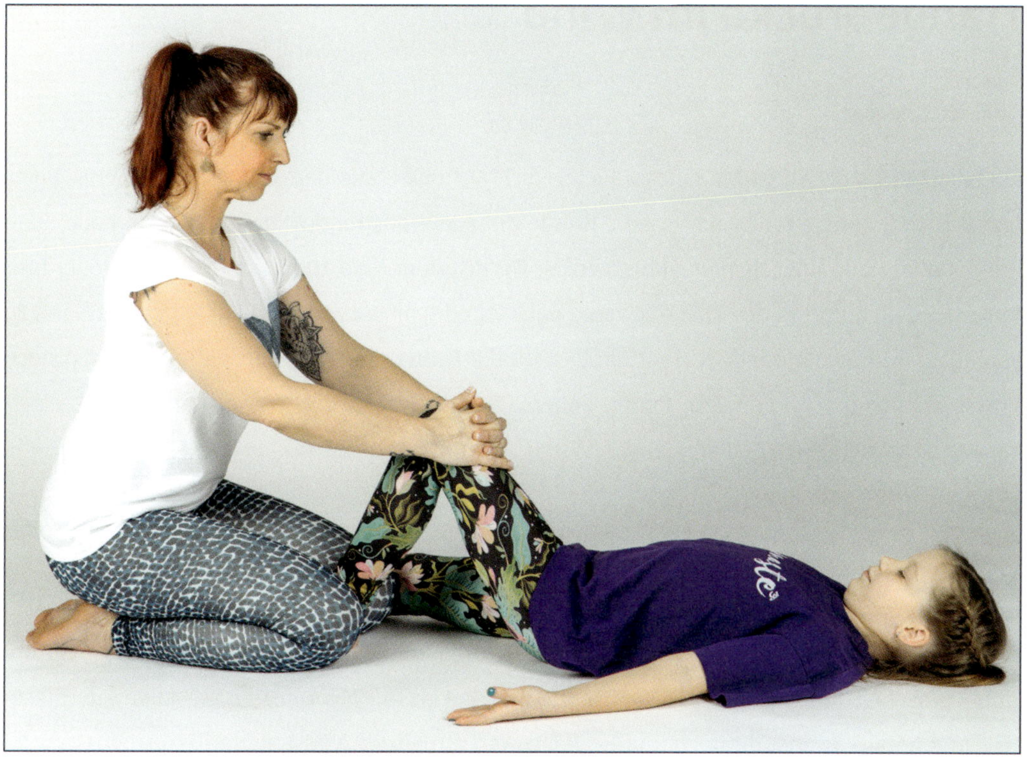

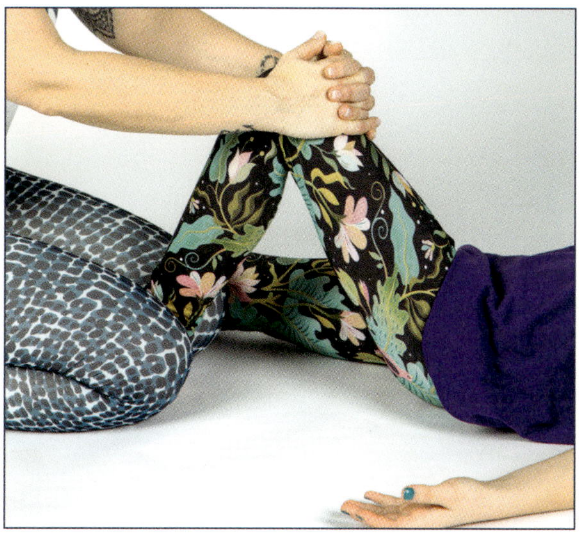

Hängebrücke im Wind

Beckenschaukel

Du kniest auf einer Seite des Kindes. Richte dich auf und stelle den Fuß deines äußeren Beins auf, das andere Knie bleibt am Boden. Bringe die Beine des Kindes im 90°-Winkel nach oben und lege sie dann über deinen Oberschenkel. Du bist dem Kind zugewandt. Da du größer bist, musst du dein aufgestelltes Bein ein wenig nach vorne schieben, um den Winkel deines Knies zu verändern. Mit deiner äußeren Hand drückst du die Füße des Kindes vorsichtig ein wenig nach unten, bis sich das Becken vom Boden abhebt. Nun kannst du aus deiner Mitte heraus einen sanften Schaukelimpuls geben.

WIRKUNG

Diese Übung lockert und entspannt das Iliosakralgelenk (Kreuz-Darmbein-Gelenk = Verbindung zwischen Kreuzbein und Darmbein) und den gesamten unteren Rücken. Aus dieser Haltung heraus kannst du auch andere Techniken ausführen, wie z. B. den *Schulterassist*, die *Arme begrüßen* und den *Nackenzug*.

WICHTIG

Achte darauf, dass die Kniekehlen des Kindes genau auf deinem Oberschenkel liegen. Sonst geht der Druck auf den Wadenmuskel, was sehr unangenehm sein kann.

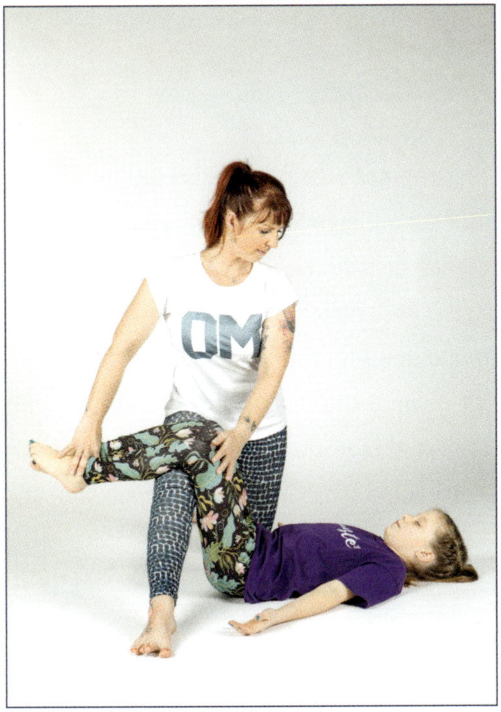

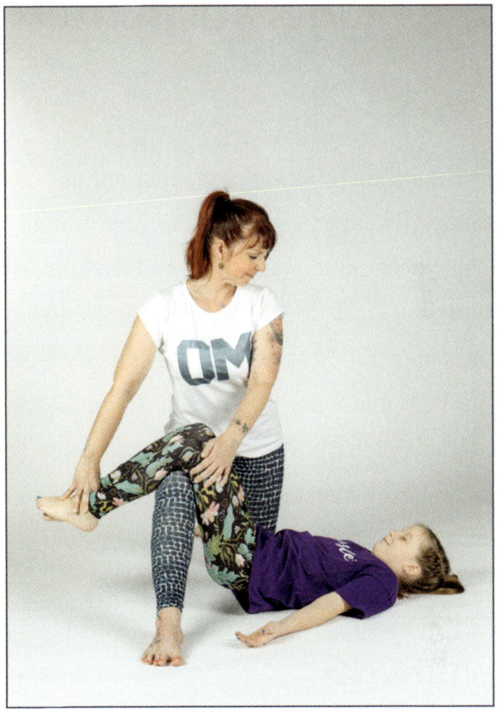

Die Flügel ausrichten

Die Schulter öffnen

Du kannst diese Technik entweder aus der *Hängebrücke* heraus arbeiten oder du bist im übergestellten (ein Knie am Boden, das andere Bein steht auf der anderen Seite des Kindes) Kniestand. Deine linke Hand greift die linke Hand des Kindes. Lehne dich ein wenig zurück und bringe den Arm des Kindes über seinen eigenen Oberkörper, sodass die Schulter abhebt. Deine rechte Hand fasst unter das Schulterblatt. Lasse nun die Schulter und den Arm zum Boden zurücksinken. Der Arm liegt diagonal neben dem Körper. Dabei bleibt deine rechte Hand am Schulterblatt und zieht dieses leicht nach hinten. Löse deine linke Hand und lege sie auf den Ansatz des Brustmuskels. Gib hier sanften Druck, während du die untere Hand langsam unter dem Schulterblatt herausziehst.

WIRKUNG

Diese Technik bringt das Schulterblatt in eine bestmögliche Position und schafft so Raum im Schulter- und Nackenbereich.

TIPP

Die *Flügel ausrichten* ist auch ein wunderbarer Assist in der Yogastunde, wenn die Kinder in der Rückenlage (*Savasana*) entspannen.

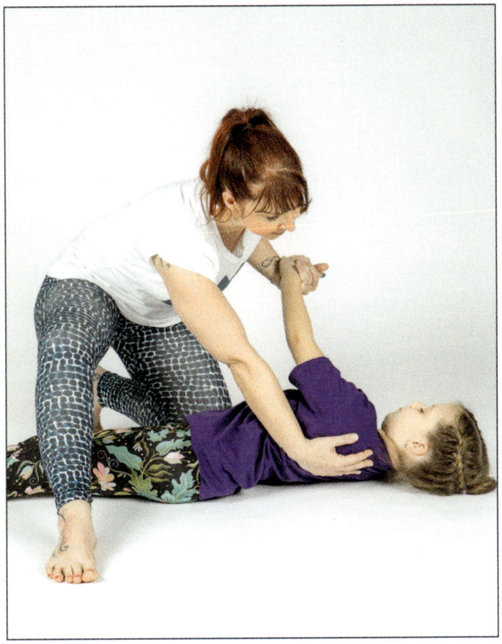

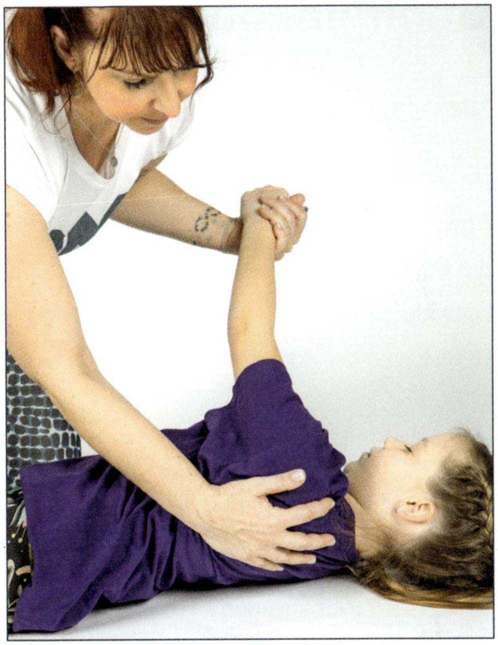

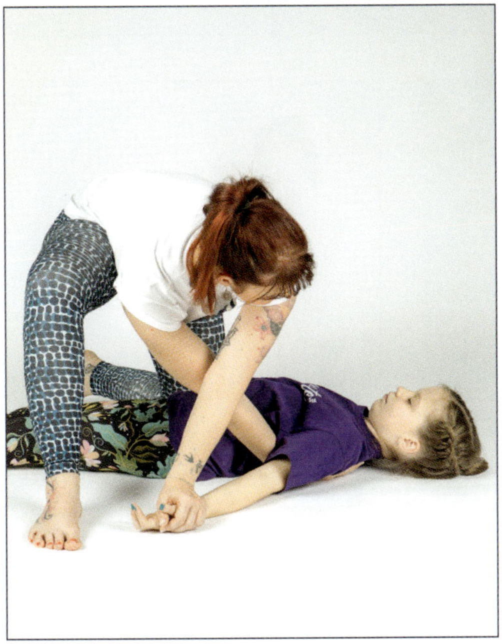

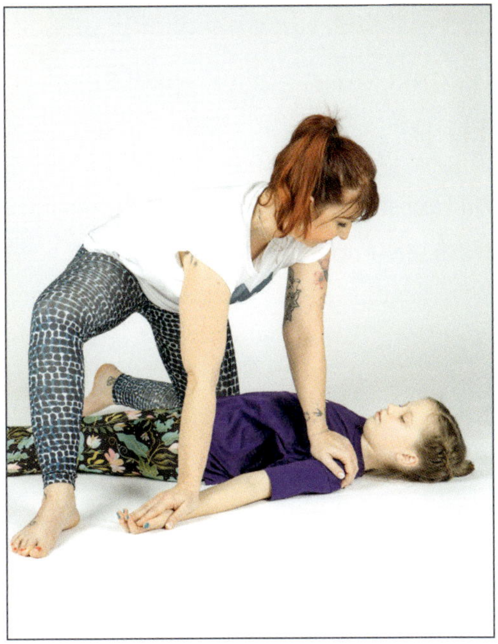

Gummiband im Stehen

Beinstretch

Du stehst zwischen den Füßen des Kindes und hältst seine Fersen in deinen Händen. Deine Arme hängen entspannt nach unten. Lehne dich langsam, mit geradem Rücken, zurück. Löse die Dehnung und schwinge achtsam nach vorne. Dies kannst du mehrmals machen. Alternativ kannst du die Füße auch nach innen rotieren und hinter dein Gesäß (oder Oberschenkel, je nach Unterschied der Körpergröße) legen.

WIRKUNG

Diese Übung schafft Länge und Raum in der Lendenwirbelsäule. Die Hüfte wird gedehnt. Bei der Variation mit den nach innen rotierten Füßen ist die Wirkung für den unteren Rücken sogar noch größer.

TIPP

Du kannst in der Dehnung nach hinten auch leicht pulsieren (*Rocking*).

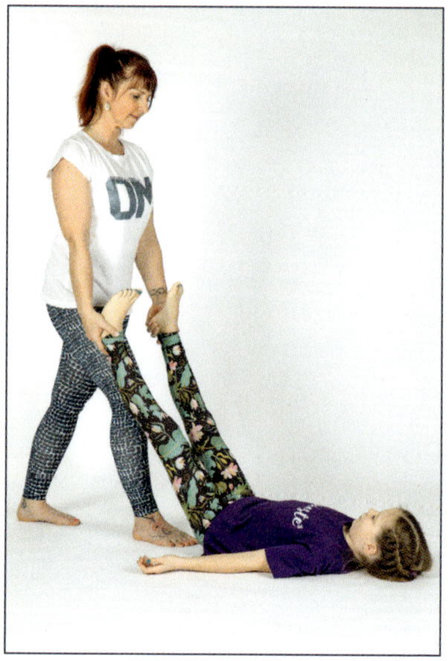

Busfahrer

Die Hüfte lockern

Du stehst und hältst die Fersen des Kindes in deinen Händen. Gib mit deinen Knien einen Impuls in die Knie des Kindes, sodass sie nach außen fallen. Lasse deinen Rücken gerade und deine Arme gestreckt. Schwinge aus deiner Mitte nach rechts und links.

WIRKUNG

Die Hüfte wird gelockert.

TIPP

Die Kinder lieben diese Technik. Beim gegenseitigen Tun wird sie häufig mit diversen Busgeräuschen untermalt.

Alternativ kannst du auch statt der Fersen den Fußspann oder die Knöchel des Kindes halten.

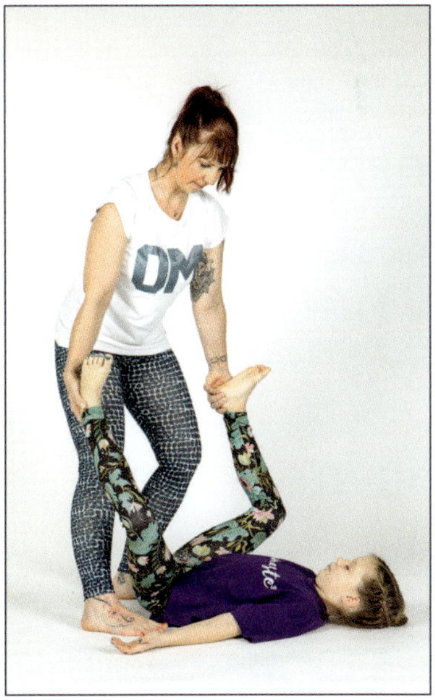

Die Muschel

Vorbeuge

Du kreuzt die Beine des Kindes zum Schneidersitz. Komme nah vor das Kind und bringe die gekreuzten Beine unterhalb der Knie an deine Schienbeine. Schiebe deine Knie hierbei ein wenig nach vorne, damit die Füße nicht wegrutschen. Fasse nun die Handgelenke und bitte das Kind, deine ebenfalls zu greifen. Mit seiner Ausatmung lehnst du dich langsam nach hinten und bringst das Kind so in eine sanfte Vorbeuge.

WIRKUNG

Die Körperrückseite wird gedehnt und die Nieren werden angeregt.

TIPP

Aus dieser Position kannst du das Kind auch ins Sitzen bringen, indem du ganz langsam nach hinten läufst.

ACHTUNG

Achte darauf, dass du die Arme des Kindes innen an seinen Knien entlangbringst, sonst blockierst du die Vorbeuge.

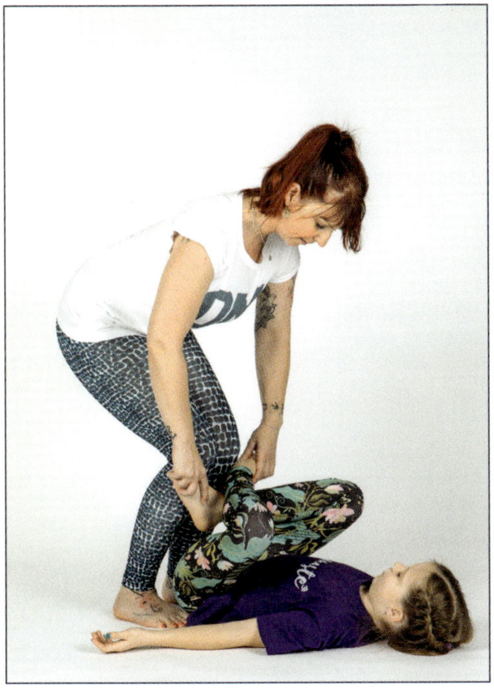

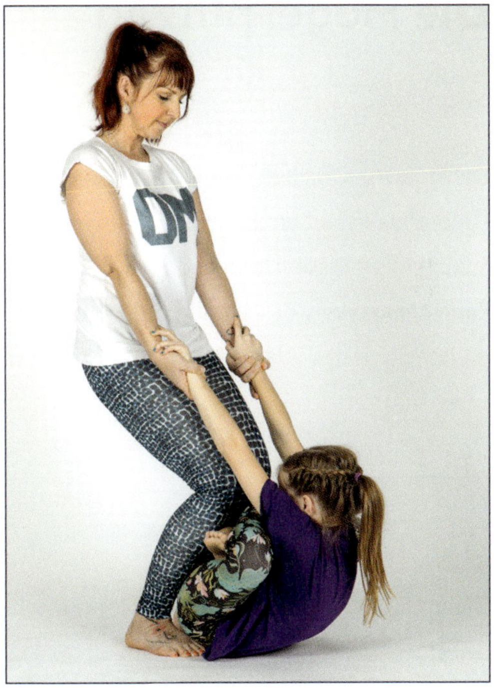

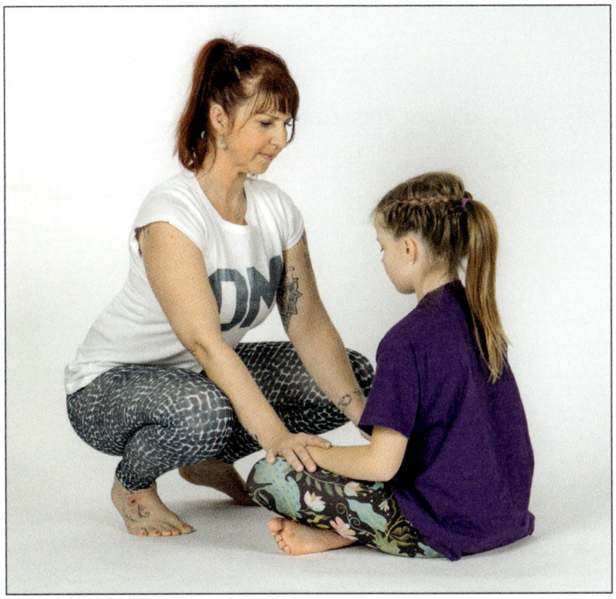

Die Flügel putzen

Die Schulter lockern

Du kniest auf Schulterhöhe neben dem Kind. Bringe deine Hände unter die Schulter, deine Unterarme liegen am Boden. Ertaste mit deinen Fingerkuppen das Schulterblatt. Du kannst das Schulterblatt lockern, indem du mit den Fingerkuppen einen sanften Impuls nach oben gibst. Du kannst massieren, das Schulterblatt erkunden und es sanft dehnen, indem du die Fingerkuppen an den Rand des Schulterblatts bringst und sanft nach außen dehnst (von der Wirbelsäule weg, zu dir hin).

WIRKUNG

Diese Übung entspannt und lockert die Schulter. Sie kann kleine Knötchen lösen.

TIPP

Gut geeignet, auch als Assist in einer Yogastunde.

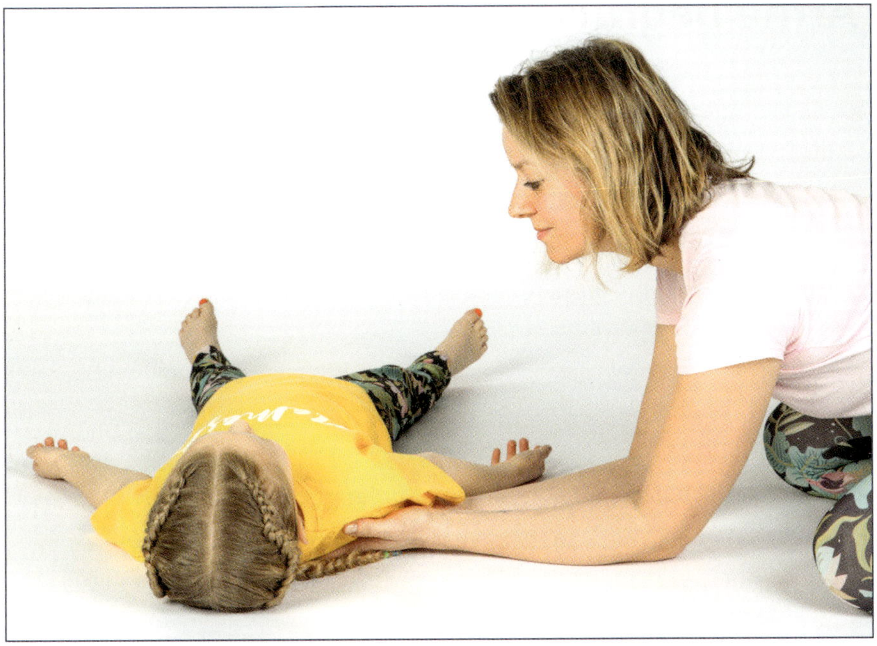

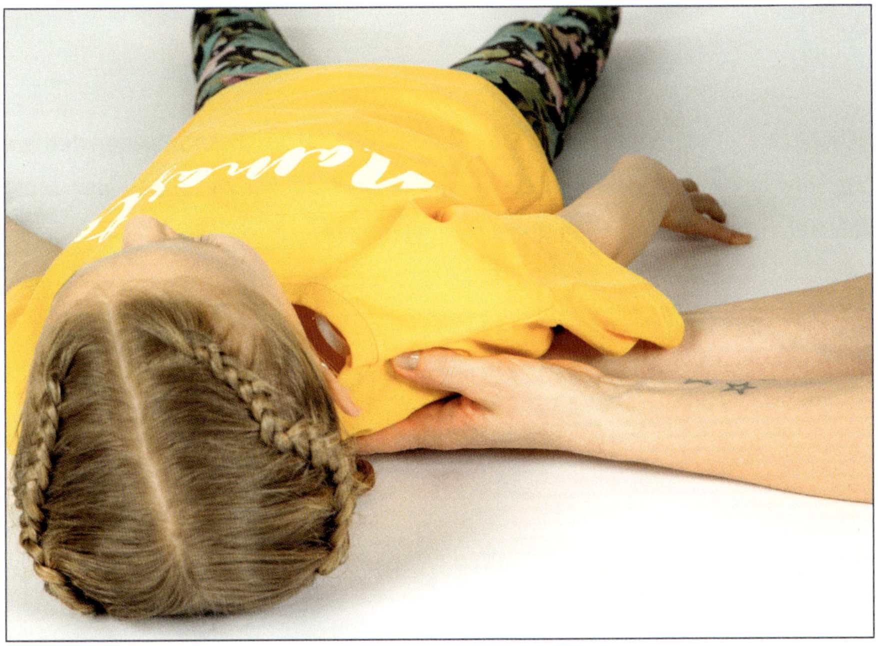

Die Arme begrüßen

Diese Technik kannst du entweder aus der *Hängebrücke* heraus arbeiten oder du bist im übergestellten Kniestand. Deine Hände liegen rechts und links an den Oberarmen des Kindes. Nun arbeitest du mit gleichzeitigem Handballendruck die Arme entlang. Bei den Händen angekommen, kannst du diese erden, indem du deine Hände flächig auf die Hände des Kindes legst und einen sanften Impuls zur Matte gibst. Alternativ kannst du die Arme auch flächig ausstreichen.

WIRKUNG

Die Arme und Hände gelten in der Thai Yoga-Körperarbeit als Verlängerung des Herzens. Diese zu berühren, hat eine beruhigende Wirkung. Es kann dem Kind helfen, zu entspannen und hat eine herzöffnende Qualität.

ACHTUNG

Keinen Druck aufs Gelenk ausüben! Der Bizeps (Muskel im Oberarm, der den Unterarm beugt) ist sensibel und mag keinen Druck von oben. Angenehmer ist es, den Muskel zwischen den Fingern und Handballen quasi einzuklemmen.

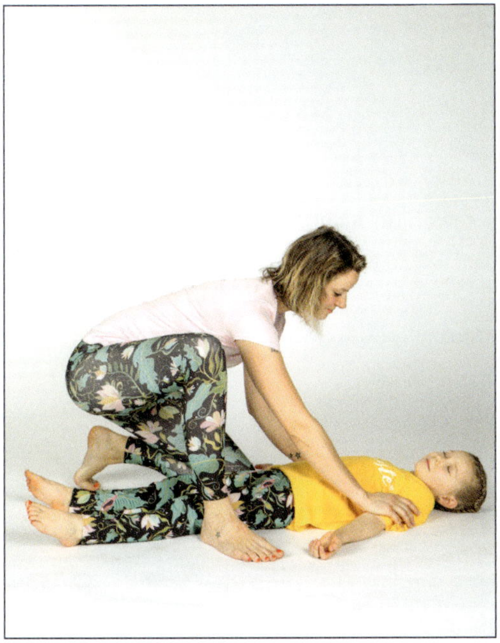

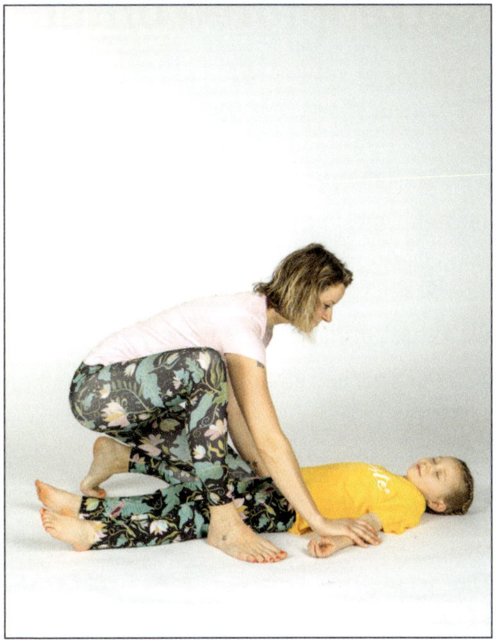

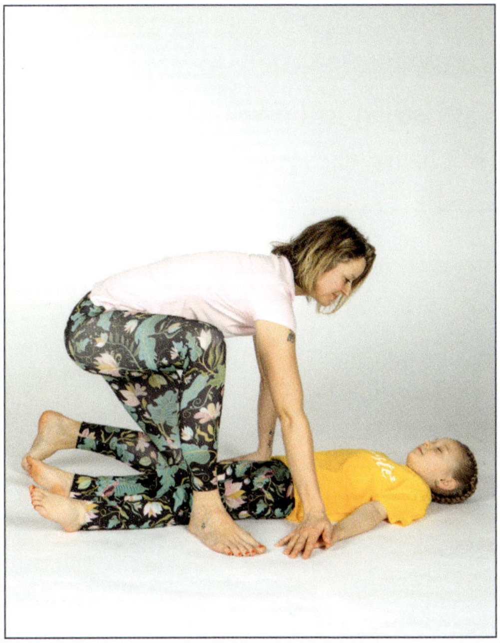

Katzenpfoten unterwegs

Schulterdehnung und Lockerung des Brustmuskels

Du sitzt hinter dem Kopf des Kindes. Lege deine Hände von oben auf die Schultern. Gib einen sanften Druckimpuls nach unten. Der Impuls geht sowohl in Richtung Erde als auch ein wenig in Richtung Füße des Kindes.

Du kannst in dieser Position auch sanft den Brustmuskel entlangwandern. Achte darauf, nicht auf den Knochen zu arbeiten, das kann sehr unangenehm sein.

WIRKUNG

Die Schultern werden geerdet und es findet eine sanfte Dehnung der Schulter-Nacken-Muskulatur statt. Auch Kinder haben hier durch langes Sitzen, Schreiben und Spielen an Computern häufig Verspannungen.

Der Brustmuskel ist ebenfalls eine oftmals verspannte Region. Gerade der große Brustmuskel (Musculus pectoralis major) ist hiervon betroffen und im Zusammenspiel mit der Schulter-Nacken-Muskulatur häufig nach vorne gezogen und verspannt.

TIPP

Gut geeignet, auch als Assist in einer Yogastunde.

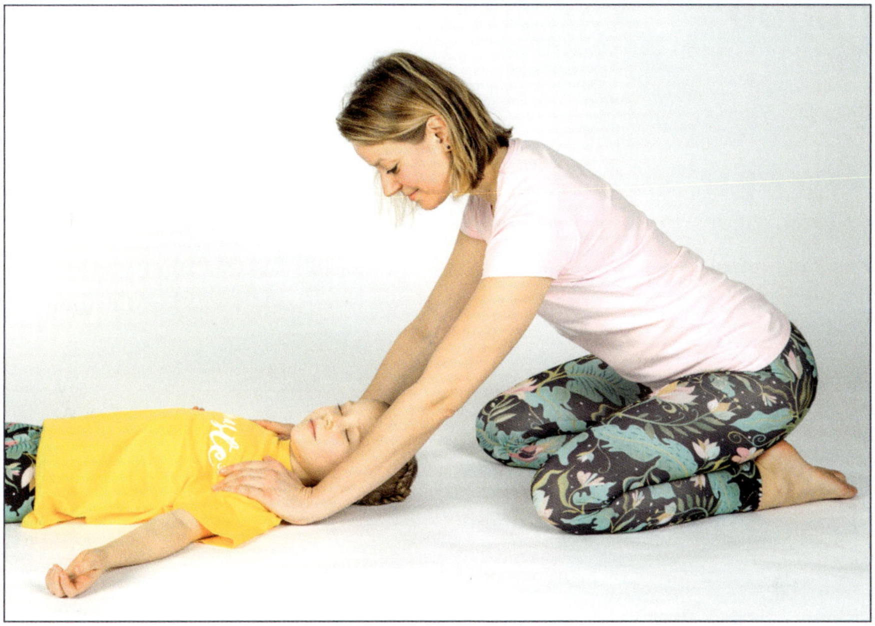

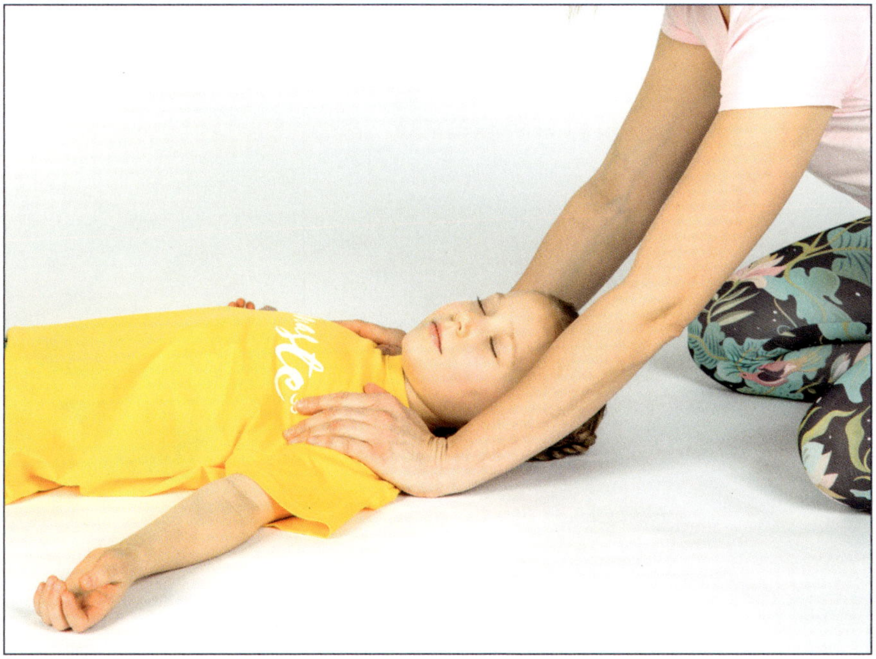

Shampoo

Kopfmassage

Du sitzt hinter dem Kopf des Kindes. Bringe deine Fingerkuppen auf den Kopf des Kindes. In sanften, kleinen Kreisen massiere den Kopf. Du kannst die Finger auch einige Male an unterschiedliche Positionen versetzen. Lasse die Kreise so klein sein, dass sie kaum von außen sichtbar sind.

WIRKUNG

Diese Übung wirkt beruhigend und entspannend. Sie hilft, die Gedanken weniger werden zu lassen.

TIPP

Gut geeignet, auch als Assist in einer Yogastunde.

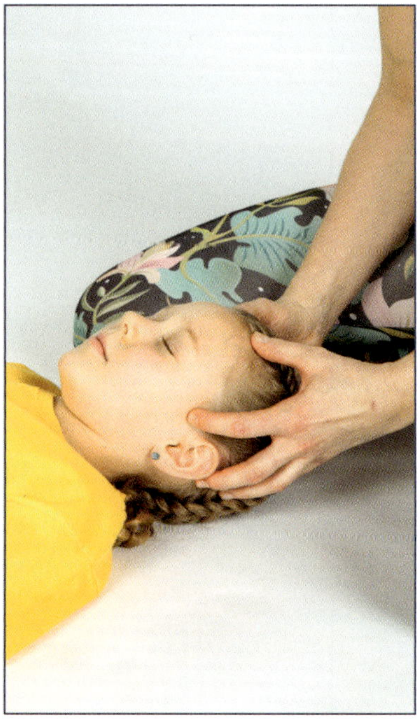

Langer Spaghetti

Nackenstretch

Du sitzt hinter dem Kopf des Kindes. Rolle dir den Kopf langsam von rechts nach links in deine Hände. Deine Hände sind wie zwei Schalen, in denen der Kopf liebevoll ruhen darf. Bringe deine Fingerkuppen an den Schädelansatz. Gib einen sanften Zug nach hinten. Dies kannst du 2-3-mal wiederholen.

WIRKUNG

Der Nacken einschließlich der gesamten Körperrückseite wird gedehnt. Am Schädelansatz befinden sich außerdem Triggerpunkte, die durch sanften Druck Verspannungen und Kopfschmerzen lösen können.

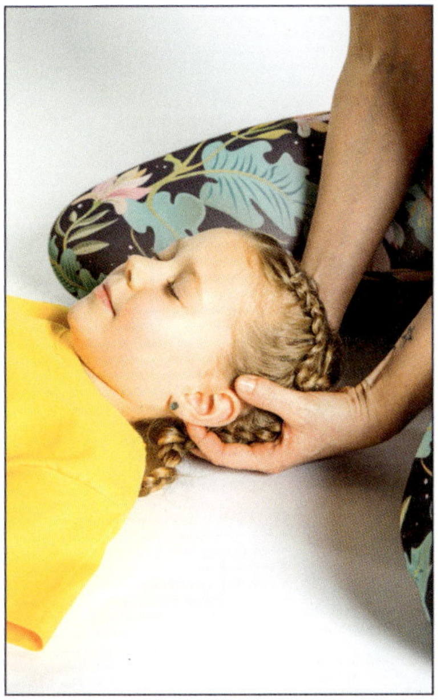

TIPP

Gut geeignet, auch als Assist in einer Yogastunde.

Gute Gedanken

Die Stirn ausstreichen

Du sitzt hinter dem Kopf des Kindes. Lege deine beiden Daumen in die Mitte der Stirn und streiche sanft und liebevoll die Stirn nach außen aus. Du kannst auch an den Schläfen noch kurz verweilen und sanfte Kreise beschreiben. Du kannst mehrmals ausstreichen und hierbei die Daumen immer ein klein wenig versetzen.

WIRKUNG

Das Ausstreichen entspannt und kann helfen, störende Gedanken loszulassen.

TIPP

Gut geeignet, auch als Assist in einer Yogastunde.

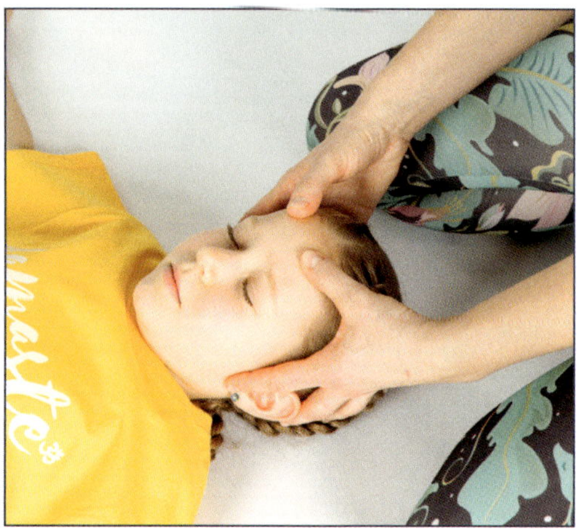

Handmassage

Lege die Hand des Kindes in deine Hände und beginne ganz intuitiv, mit deinen Daumen die Handinnenfläche zu massieren. Du kannst streichende Bewegungen zu den einzelnen Fingern hin machen oder von der Mitte des Handtellers nach außen. Du kannst auch Symbole in den Handteller malen, z. B. ein Herz. Der Fantasie sind keine Grenzen gesetzt. Arbeite langsam und achtsam und mit Hingabe, dann wird sich, was du tust, auch gut anfühlen. Zum Abschluss kannst du sanft jeden einzelnen Finger nach außen sanft ausstreichen.

WIRKUNG

Die Hände gelten in der Thai Yoga-Körperarbeit als Verlängerung des Herzens. Diese zu berühren, hat eine beruhigende Wirkung. Es kann dem Kind helfen, zu entspannen und hat eine herzöffnende Qualität.

TIPP

Die Handmassage kannst du in verschiedenen Positionen durchführen. Das Kind kann auf dem Rücken liegen, es geht aber genauso gut im Sitzen oder in der Kindeshaltung (*Balasana*).

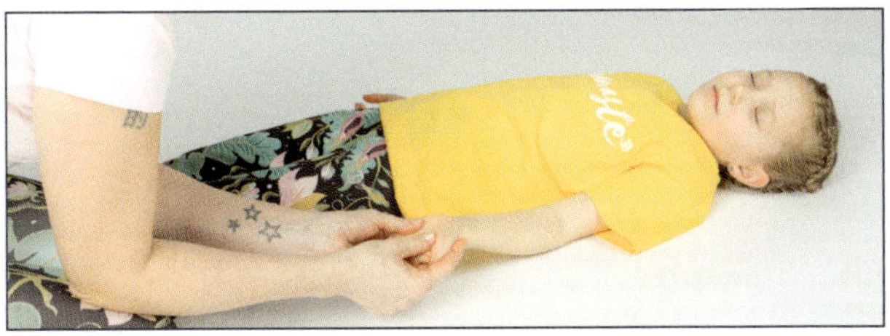

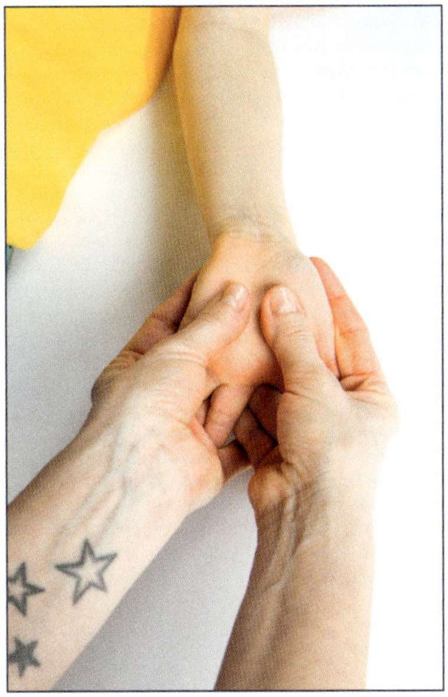

23

TECHNIKEN IM SITZEN

Im Sitzen kannst du wunderbar an Nacken, Schultern und am gesamten Rücken arbeiten.

Biete dem Kind ein Sitzkissen an. Das Kind kann sowohl im Schneidersitz als auch im Kniesitz sitzen. Der Langsitz (die Beine sind lang nach vorne ausgestreckt) ist eher zu vermeiden, da er eine höhere Spannung in der Haltemuskulatur der Körpermitte benötigt und somit der Sitz nicht so entspannt ist. Falls die Knie des Kindes im Schneidersitz keinen Kontakt zur Matte haben, kannst du diese mit Kissen oder Decken unterlagern, damit es möglichst bequem und ohne Anstrengung ist.

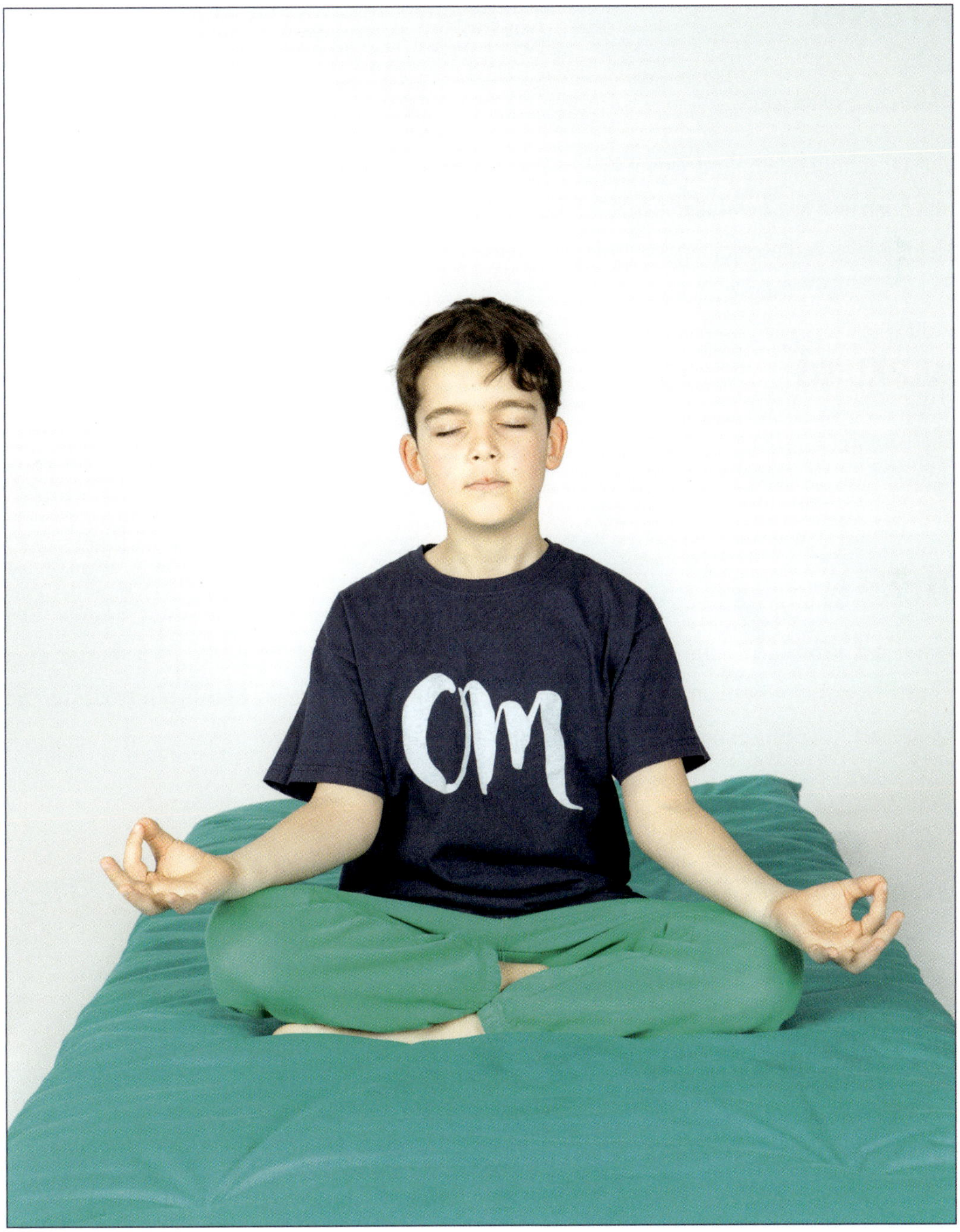
OM

Kreisel

**Liebevolles Kreiseln*

Du stehst hinter dem Kind. Deine Knie stützen sanft den Rücken des Kindes, sodass es sich leicht anlehnen und nicht umfallen kann. Deine Hände liegen an den Schultern. Beginne nun langsam, kleine Kreise zu beschreiben. Wechsle auch einmal die Drehrichtung.

WIRKUNG

Die Übung lädt dazu ein, loszulassen. Sie lockert zudem den unteren Rücken.

TIPP

Wenn das Kind eine enge Beziehung zu dir hat, kannst du das Kreiseln auch, hinter dem Kind sitzend, in einer liebevollen Umarmung ausführen. Eine sehr beschützende Geste, die Sicherheit, (Ver-)Bindung und Geborgenheit schafft.

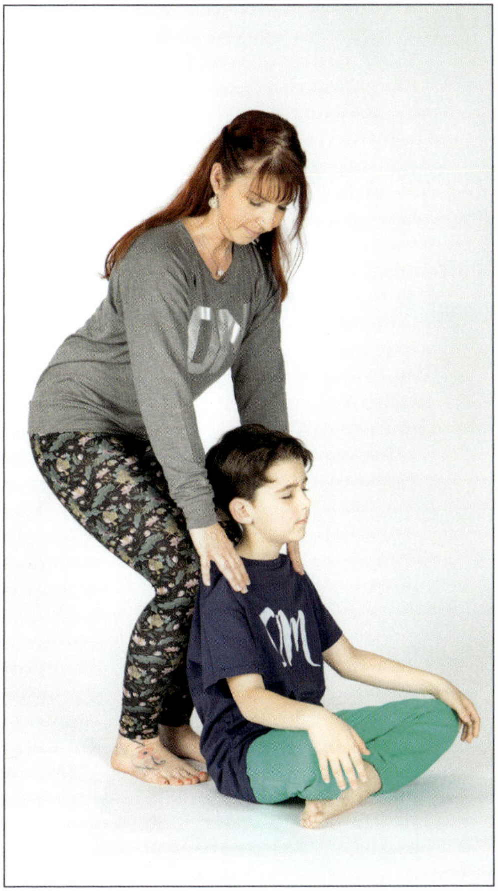

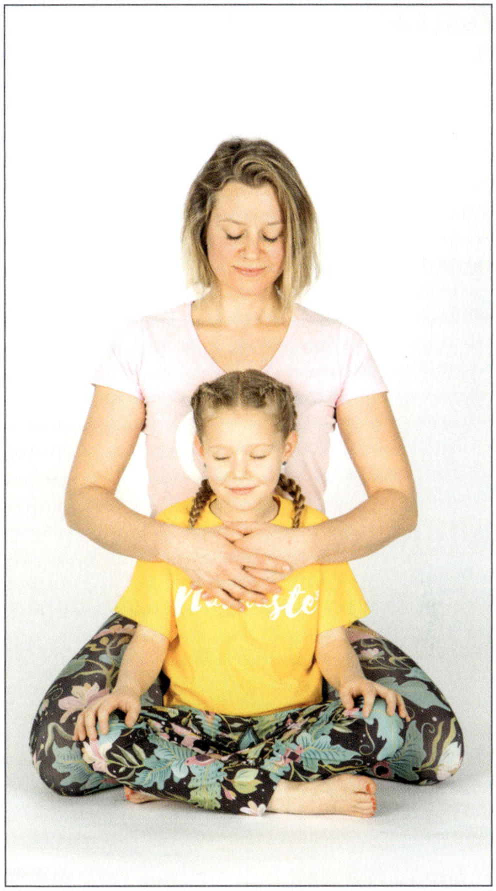

Katzenpfoten im Nacken

Handballendruck am Nackenmuskel

Du stehst hinter dem Kind. Deine Knie stützen den Rücken. Je nach Größe bist du vielleicht auch im Kniestand, einen Fuß aufgestellt. Die Position richtet sich nach dem Größenunterschied. Deine Hände liegen auf dem Nackenmuskel, die Finger zeigen nach außen. Deine Arme bleiben gestreckt, sodass du deine Schulter über das Handgelenk bringen kannst. Verlagere abwechselnd dein Gewicht von rechts nach links. Du kannst jedes Mal ein klein wenig den Handballen versetzen.

WIRKUNG

Der große Nackenmuskel (Musculus trapezius) ist häufig schon bei Kindern verspannt. Die Technik löst Verspannungen und regt die Durchblutung an.

TIPP

Erfahrungsgemäß befinden sich die meisten Verspannungen nahe am Hals.

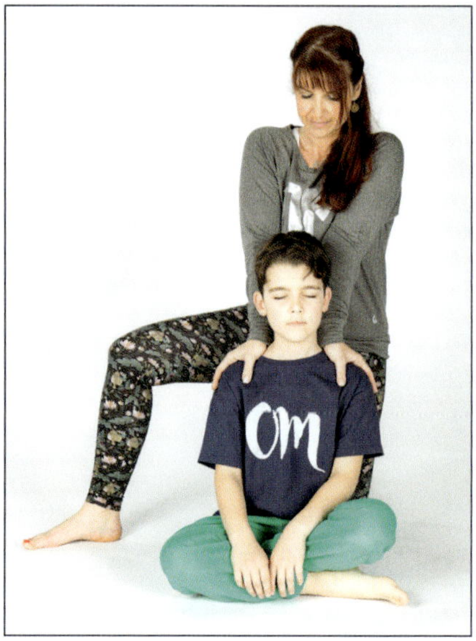

Intuitives Massieren

Du sitzt hinter dem Kind. Beginne, den Rücken zu erkunden. Spüre, wo sich vielleicht Verspannungen oder kleine Knötchen befinden. Sei neugierig und entdecke ganz spielerisch. Du kannst massieren, streichen oder auch die Hände nur auflegen, um Wärme zu spenden. Du kannst auch die *Thai Chops* (Kräuter hacken) ausführen (siehe Kap. 25). Alles, was du mit Achtsamkeit und Hingabe tust, wird sich gut anfühlen.

WIRKUNG

Diese Massage lockert und löst Verspannungen; sie schafft Verbindung.

TIPP

Schließe bei der Massage deine Augen, um wirklich ins Spüren zu kommen. Sieh mit deinen Händen!

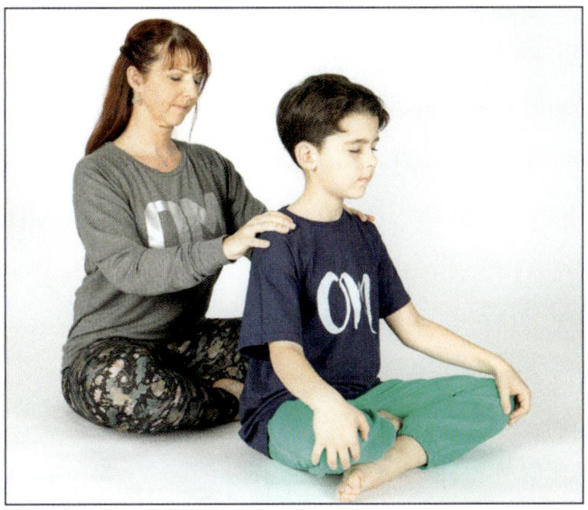

Den Nacken ausstreichen

Bringe den Kopf des Kindes ein wenig nach vorne, das Kinn in Richtung Brust. Mit deinen Daumen kannst du den Nacken in Richtung Schädelansatz ausstreichen. Bleibe neben der Wirbelsäule. Du kannst den Muskelstrang auch mehrmals von unten nach oben ausstreichen und dabei deinen Daumen immer ein wenig versetzen.

WIRKUNG

Diese Massage entspannt und dehnt den Nacken. Am Schädelansatz befinden sich außerdem Triggerpunkte, die durch sanften Druck Verspannungen und Kopfschmerzen lösen können.

TIPP

Finde am Schädelansatz unterschiedliche Punkte, auf denen du kleine Kreise beschreibst.

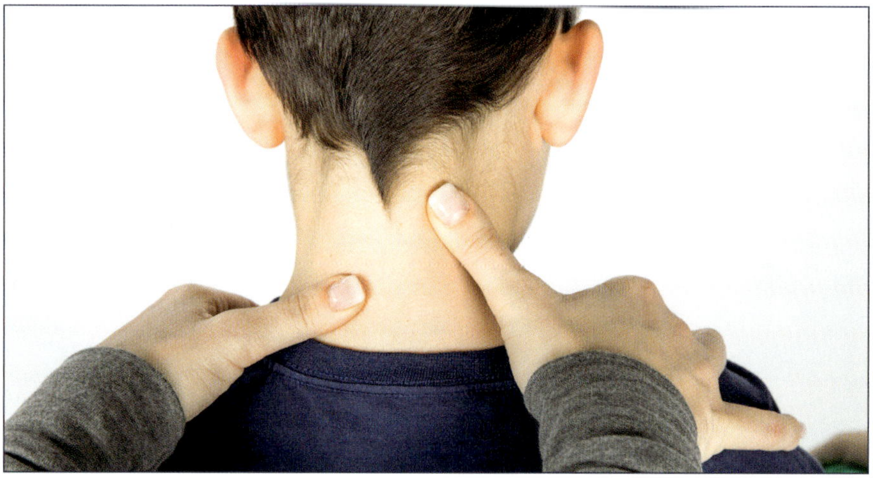

Kurbel

Armkreisen

Komme in den Kniestand. Dein äußeres Bein ist aufgestellt. Deine innere Hand liegt auf der Schulter des Kindes, die andere hält das Handgelenk von oben. Dann beschreibe langsame, große Armkreise. Das kannst du dreimal zu jeder Richtung machen.

WIRKUNG

Das Schultergelenk wird mobilisiert.

TIPP

Ende nach hinten kreisend, um das Schulterblatt zu schließen (*die Flügel anlegen*).

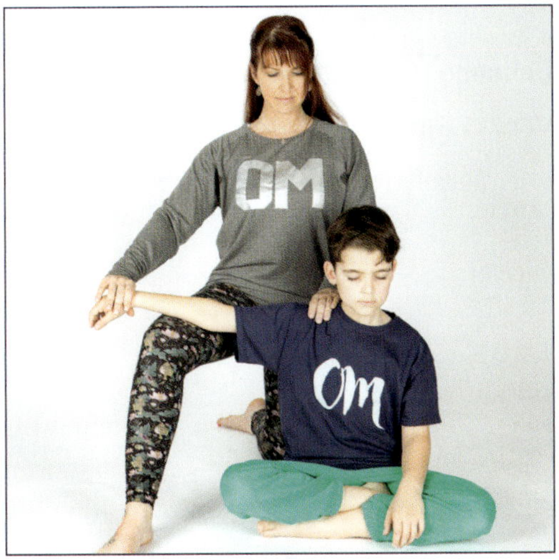

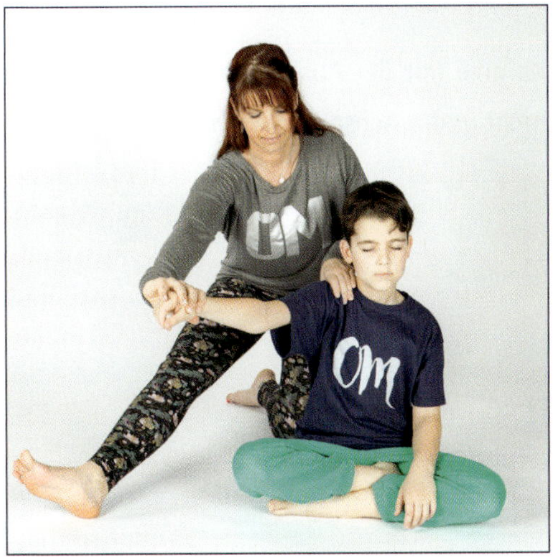

Pendel

Seitbeuge

Du sitzt hinter dem Kind. Das Kind sitzt im Schneidersitz. Das Kind verschränkt die Hände hinter dem Kopf, seine Ellbogen zeigen nach außen. Platziere dein linkes Knie auf dem linken Oberschenkel und neige seinen Oberkörper über dein linkes Bein. Bringe deinen linken Unterarm auf die Flanke (aufgedehnte Seite), deine rechte Hand fixiert die Hüfte des Kindes nach unten. Nun kannst du mit deinem linken Unterarm eine sanfte Aufdehnung der rechten Flanke des Kindes initiieren. Wechsle anschließend die Seite.

WIRKUNG

Die Seite wird gedehnt. Zudem schafft das *Pendel* Raum im Brustkorb und die kleinen Muskeln in den Zwischenräumen der Rippen werden gedehnt.

ACHTUNG

Komme mit der Ausatmung des Kindes in die Dehnung. Achte darauf, dass dein Ellbogen nicht in die Achselhöhle bzw. stark gegen den Arm des Kindes schiebt.

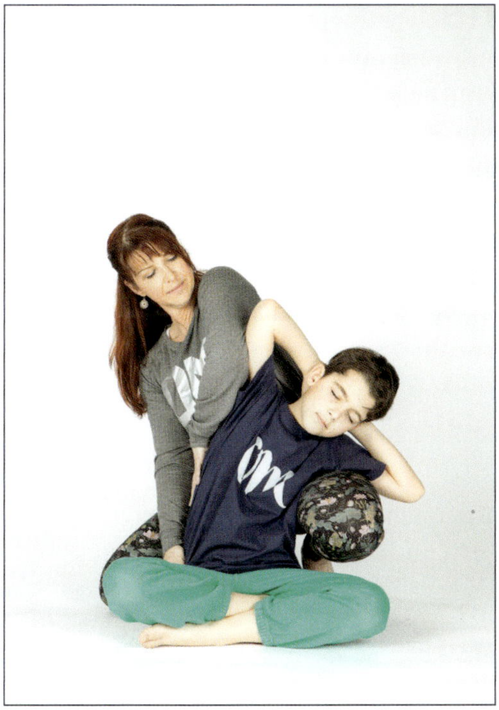

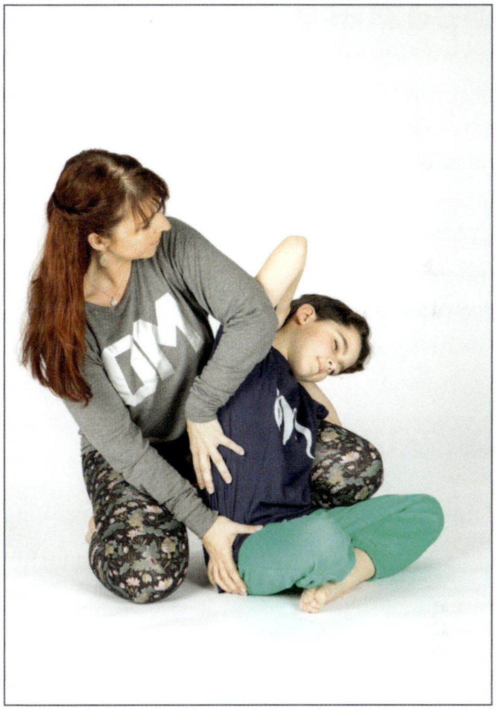

Spaziergang in der Sonne

Rückenlaufen

Du bringst die Arme des Kindes nach hinten und greifst von hinten seine Handgelenke. Bitte das Kind, deine ebenfalls zu greifen. Platziere beide Füße am unteren Rücken rechts und links neben der Wirbelsäule. Lehne dich achtsam mit geradem Rücken ein wenig nach hinten. Während du die Arme mit sanftem Zug hältst, läufst du vorsichtig den Rücken entlang nach oben und unten.

WIRKUNG

Die Rückenmuskulatur wird entspannt. Eine sanfte Dehnung der Schultern und des großen Brustmuskels (Musculus pectoralis major) ist auch inbegriffen.

ACHTUNG

Nicht auf der Wirbelsäule laufen, nur rechts und links auf dem großen Rückenmuskel. Keinen starken Zug an den Armen ausüben.

TIPP

Damit das Kind nicht zu weit nach hinten lehnt, gib ihm mit deinen Armen einen sanften Impuls nach vorne, sodass der Rücken des Kindes gerade bleibt. So wird der untere Rücken entlastet. Das Kind sollte nicht auf deinen Füssen liegen.

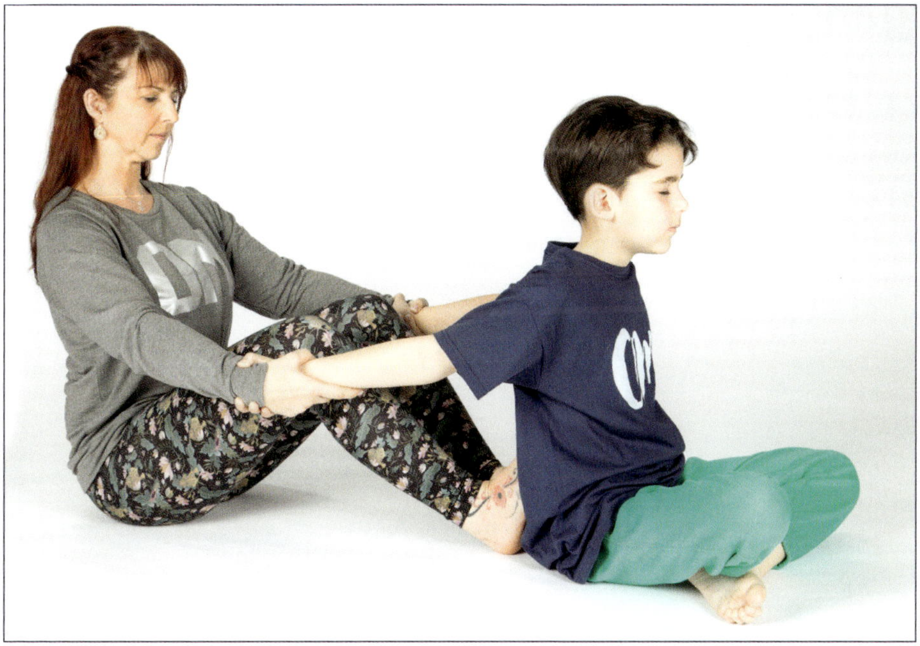

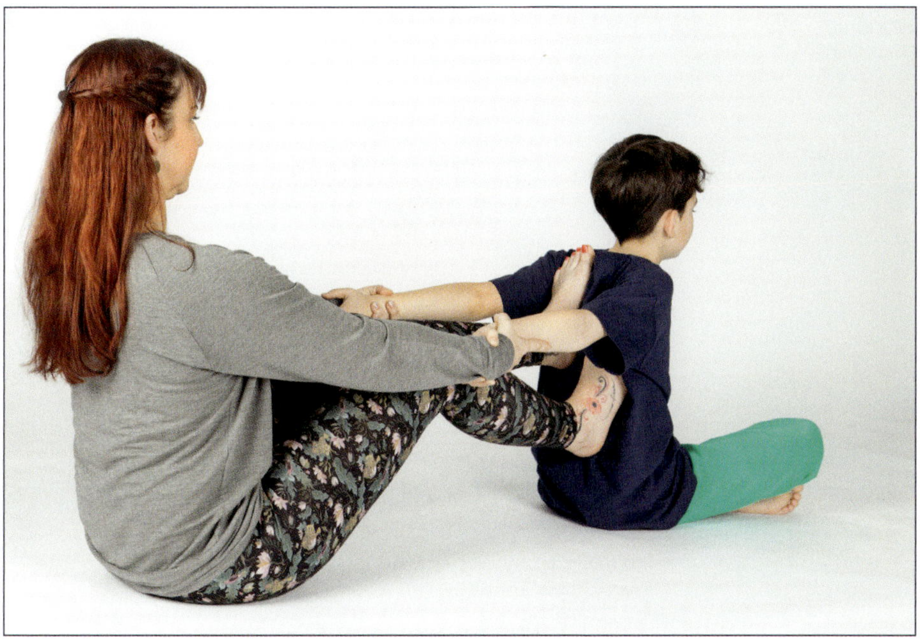

Übergang ins Liegen

Stütze den Hinterkopf des Kindes mit einer Hand, die Finger zeigen nach oben. Lege die andere Hand zwischen die Schulterblätter, die Finger zeigen nach unten. Gib dem Kind einen kleinen Impuls und lasse es sanft nach hinten, in die Rückenlage, gleiten. Strecke anschließend die Beine aus. Alternativ kannst du natürlich das Kind auch einfach bitten, sich in die Rückenlage zu begeben.

ACHTUNG

Falls das Kind auf einem Kissen sitzt, entferne es vor der Technik. Diese Technik nur aus dem Schneidersitz anwenden – nicht aus dem Kniesitz!

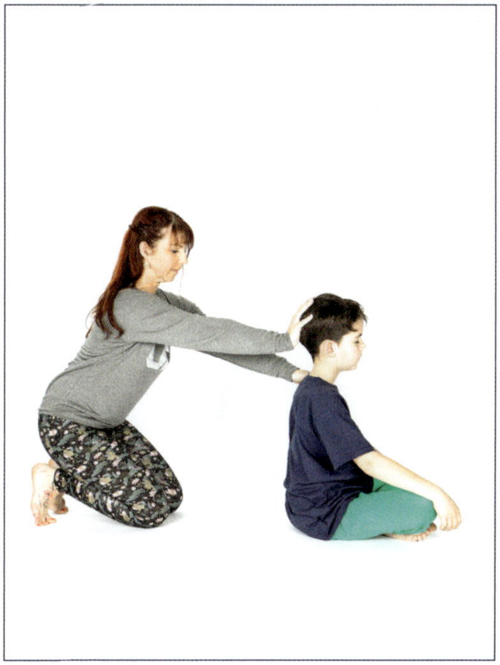

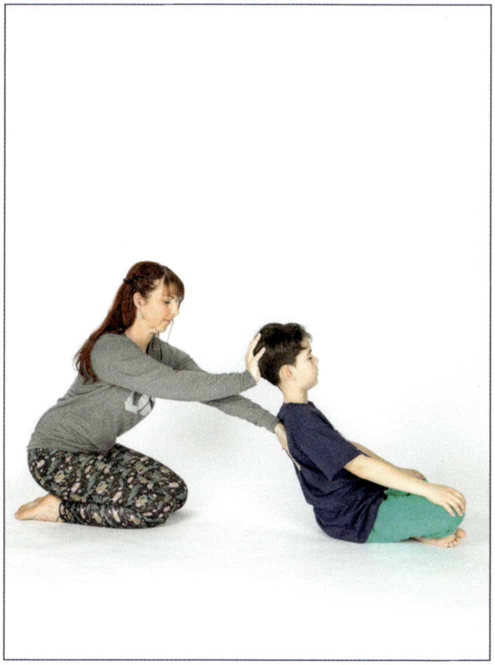

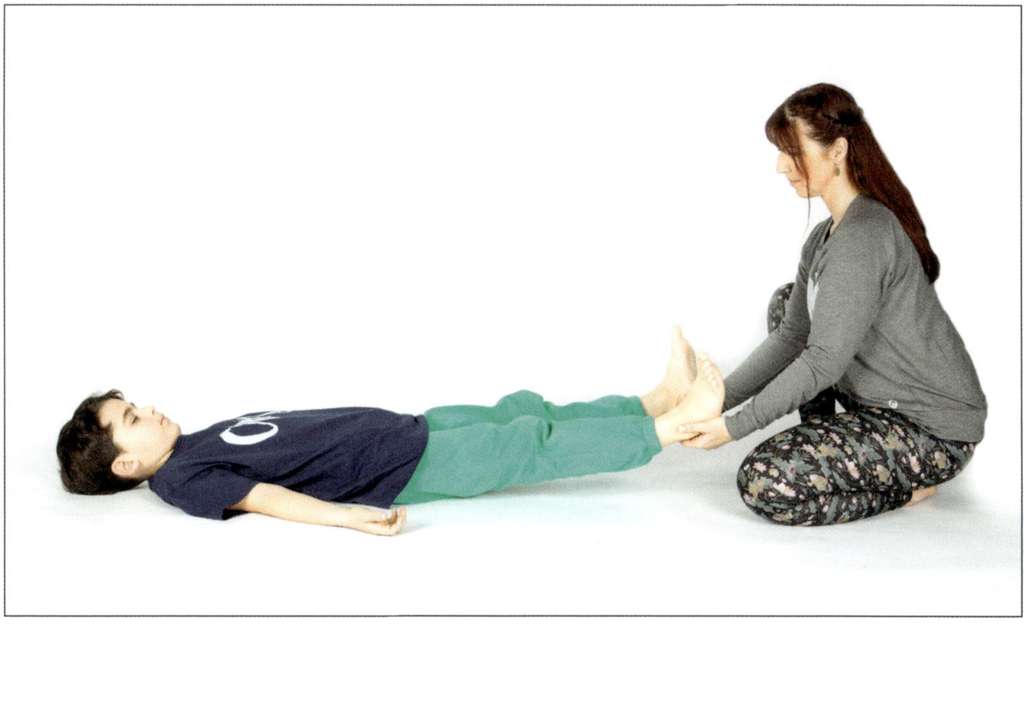

24

TECHNIKEN IN DER BAUCHLAGE

In der Bauchlage kannst du die gesamte Körperrückseite sowie Rücken- und Nackenbereich bearbeiten.

Für manche Kinder ist es unangenehm, längere Zeit den Kopf gerade zu halten. Sie können den Kopf einfach zu einer Seite drehen. Achte darauf, etwa nach der Hälfte der Zeit, das Kind zu bitten, den Kopf zur anderen Seite zu drehen, um nicht einseitig zu belasten. Du kannst dem Kind auch eine gerollte Decke oder ein Handtuch anbieten, das es sich unter den Schultergürtel legt. So kann der Kopf entspannt auf der Stirn aufliegen und der Nacken ist entlastet.

Falls das Kind Probleme im unteren Rücken hat, kannst du eine eingerollte Decke oder Handtuch unter die Hüfte legen. Das entlastet den Lendenwirbelbereich. Achte in der Bauchlage darauf, dass die Füße nach innen liegen (die Großzehen zeigen zueinander), das ist für Beine und Hüfte auf Dauer angenehmer. Die Bauchlage ist eine geschützte Haltung, die von Kindern gerne gewählt wird. Sie können in dieser Position meist auch leichter die Augen geschlossen halten.

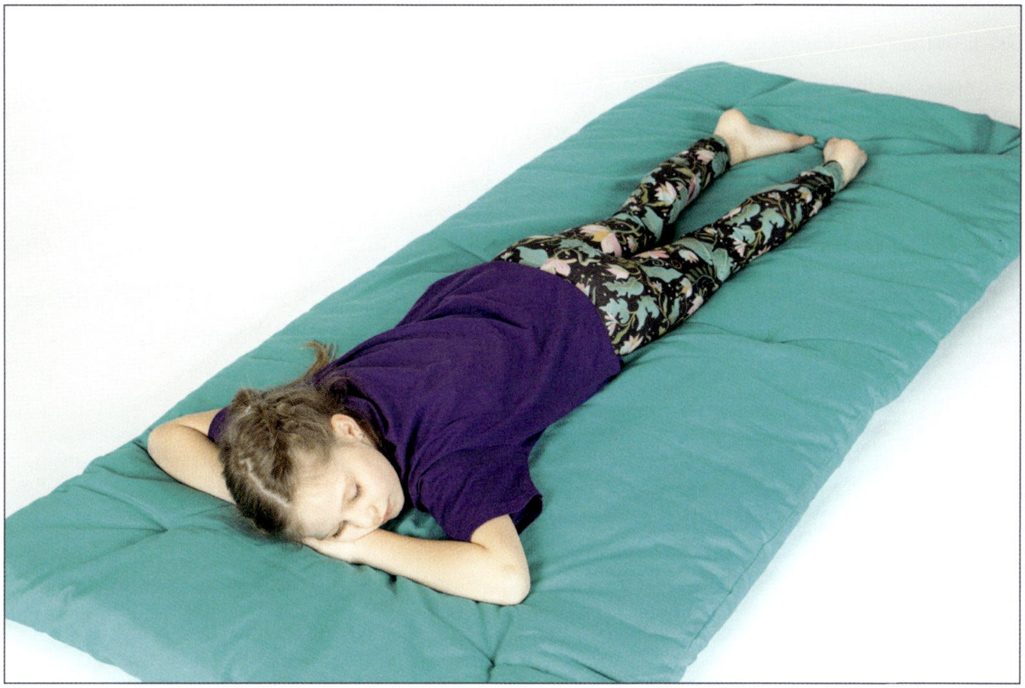

Die Füße begrüßen

Handballendruck auf die Fußsohle

Lasse deine Hände auf die Füße des Kindes sinken. Mit sanftem Druck kannst du nun die Füße an unterschiedlichen Stellen begrüßen. Achte darauf, dass die Füße des Kindes leicht nach innen rotiert sind, die großen Zehen zeigen zueinander. Diese Haltung resultiert aus der Innenrotation der Hüfte.

Falls die Füße gerade oder sogar nach außen gedreht liegen sollten, kannst du die Hüfte über die Oberschenkel vorsichtig nach innen drehen, sodass sich diese Bewegung schließlich an der Fußposition zeigt. Du kannst hier, ähnlich wie in der Rückenlage, mit dem Handballendruck arbeiten.

WIRKUNG

Der Druck entspannt die Füße und wirkt auf die Plantarfaszie (eine Faszie, die auf der Körperrückseite unseren ganzen Körper durchzieht und häufig verspannt ist).

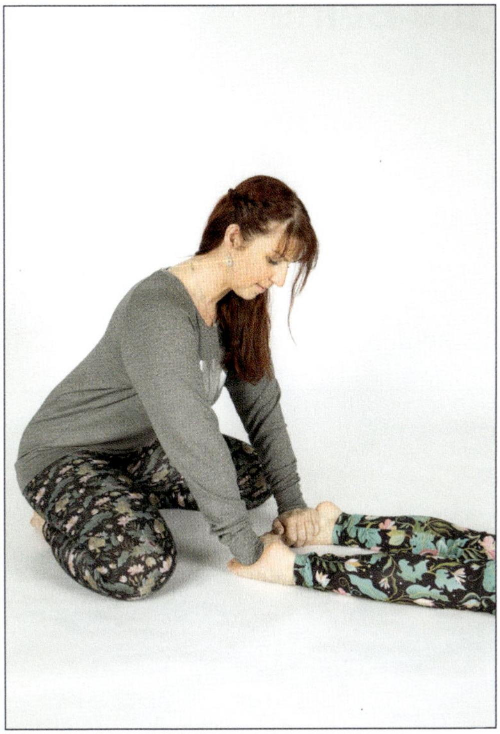

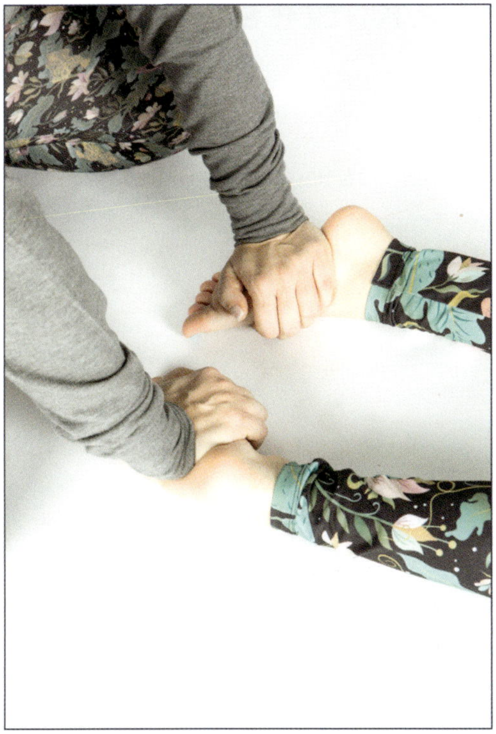

Die Katze spaziert über die Beine

Handballendruck und Ausstreichen

Du stehst im Kniestand, ein Fuß ist aufgestellt. Lege deine Hände auf die Unterschenkel des Kindes, knapp oberhalb des Knöchels. Deine Finger zeigen nach außen. Mit sanftem Druck kannst du die Beine entlang nach oben und wieder zurück wandern. Du kannst die Beine auch flächig ausstreichen.

WIRKUNG

An der Beinrückseite entlang läuft eine Körperlinie, die mit dem Rücken in Verbindung gebracht wird. Du kannst so quasi am Rücken arbeiten, ohne ihn zu berühren. Zusätzlich arbeiten wir an der hinteren Beinmuskulatur und an deren Fasziengewebe.

ACHTUNG

Keinen Druck auf das Kniegelenk geben! Du kannst die Hände hier kurz auflegen und Wärme spenden und dann weiterwandern. Die Waden sind bei manchen Menschen sehr sensibel, sei langsam und achtsam.

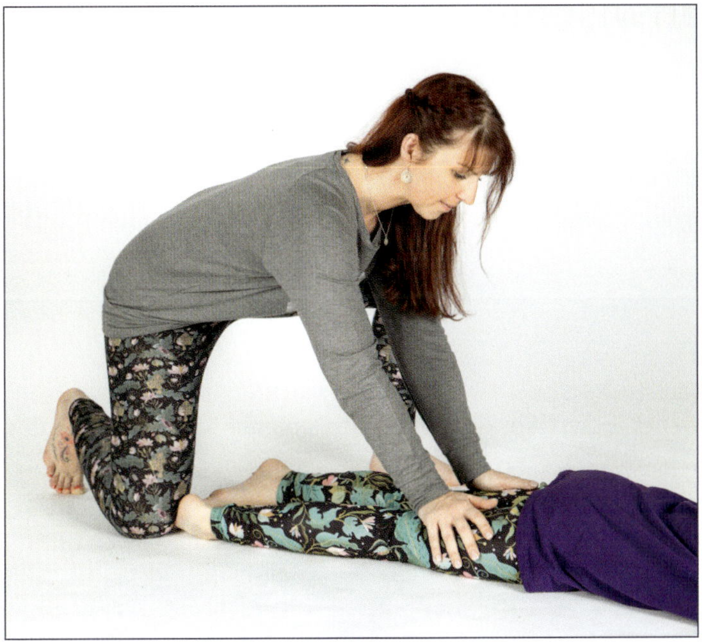

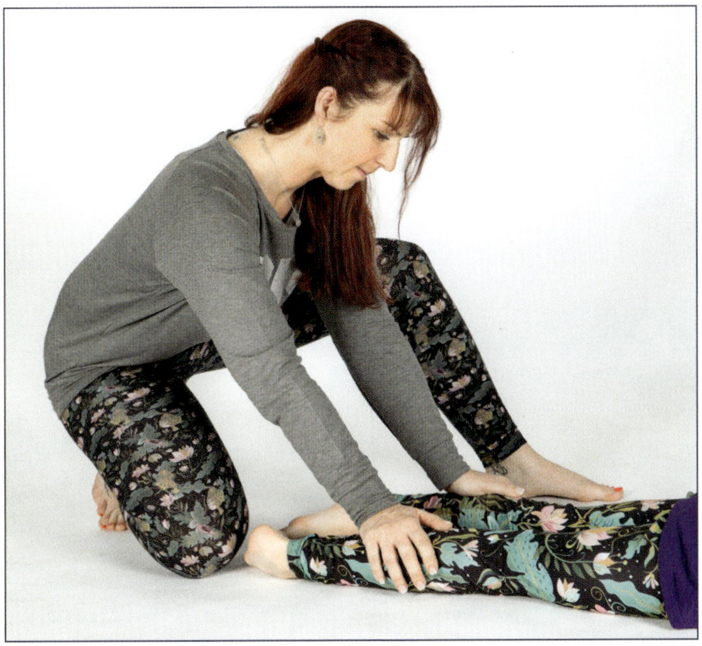

Scheibenwischer

Lockerung der Hüfte

Du sitzt hinter den Füßen des Kindes. Bring die Füße des Kindes im 90°-Winkel nach oben. Halte die Fesseln des Kindes. Lasse nun die Füße nach rechts und links sinken.

WIRKUNG

Der *Scheibenwischer* lockert die Hüfte und den unteren Rücken. Durch den sanften Twist (Drehbewegung der Wirbelsäule) wird der untere Rücken entspannt.

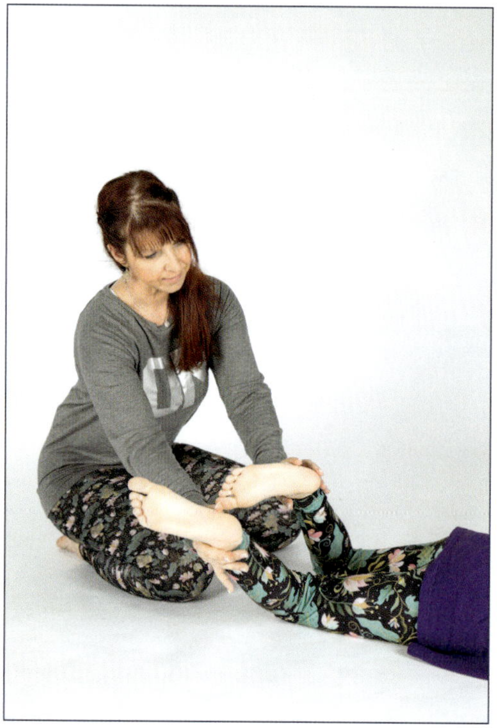

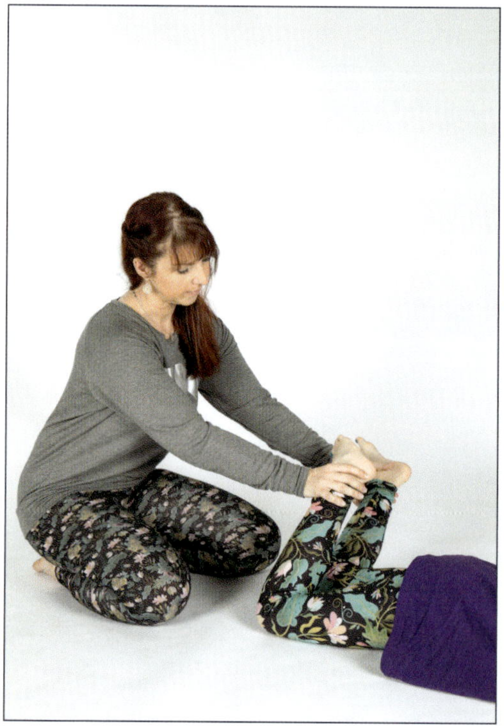

Schaukel

Die Hüfte schaukeln

Halte den Fußspann des Kindes und richte dich auf, sodass die Hüfte ein klein wenig vom Boden abhebt. Nun schwinge aus deiner Körpermitte sanft hin und her.

WIRKUNG

Die *Schaukel* lockert die Hüfte und den unteren Rücken.

ACHTUNG

Hebe die Füße nicht zu weit nach oben, um keinen zu großen Druck in den unteren Rücken zu bringen!

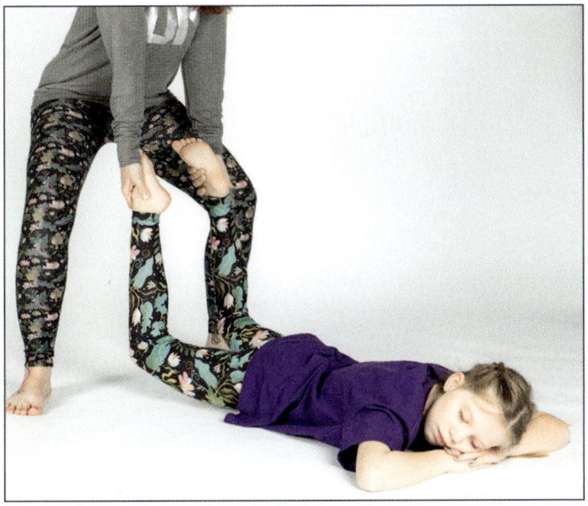

Die Katze spaziert über den Rücken

Verspannungen am Rücken lösen

Lege deine Hände zu Beginn in Höhe der Nieren auf den Rücken auf. Drehe deine Finger zur Seite und laufe langsam mit sanftem Druck rechts und links an der Wirbelsäule entlang den Rücken nach oben. Du kannst den Rücken auch flächig ausstreichen.

WIRKUNG

Der lange Rückenstrecker (Musculus erector spinae) wird gelockert und Verspannungen können gelöst werden.

ACHTUNG

Keinen Druck auf den unteren Rücken geben.

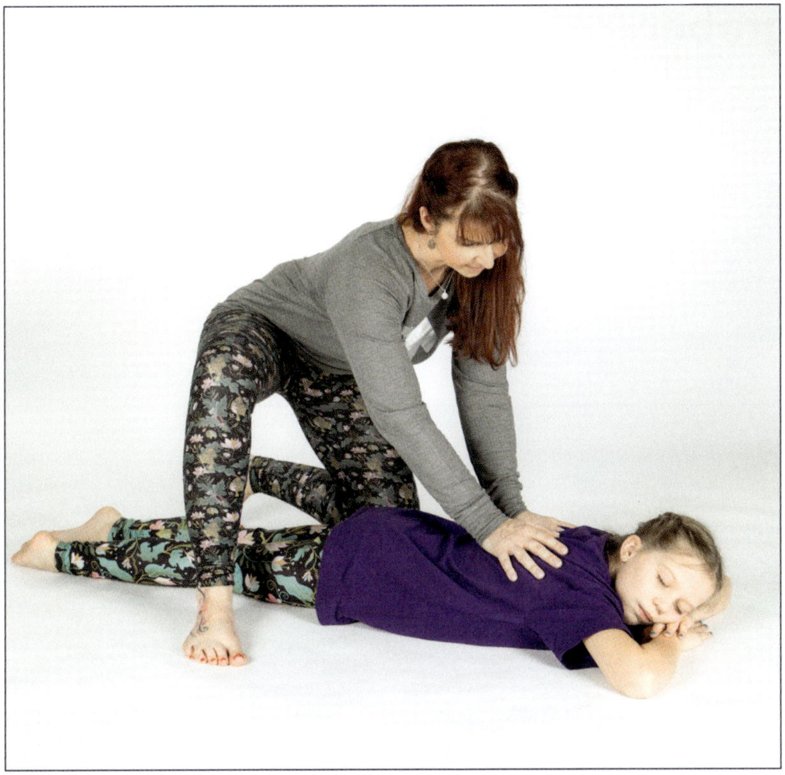

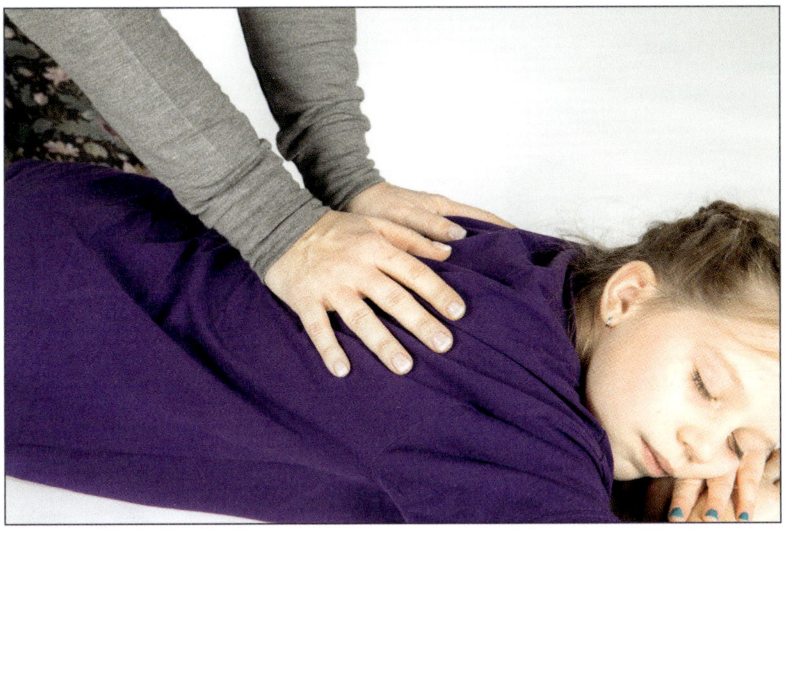

Goldgräber

Nackenzug

Lege deine Fingerkuppen auf den Nackenmuskel. Lehne dich mit der Ausatmung langsam mit gestreckten Armen zurück. Du kannst gleichzeitig oder auch abwechselnd Zug geben. Achte darauf, dass bei dieser Technik die Arme des Kindes nach hinten neben dem Körper liegen. Die Stirn des Kindes liegt auf, sodass der Kopf gerade ist.

WIRKUNG

Der *Goldgräber* entspannt und dehnt die Nackenmuskulatur.

TIPP

Du kannst den Nackenzug auch in der Kindeshaltung (*Balasana*) oder in der Rückenlage durchführen. In Rückenlage funktioniert das sowohl aus der *Hängebrücke* oder auch im übergestellten (Knie-)Stand.

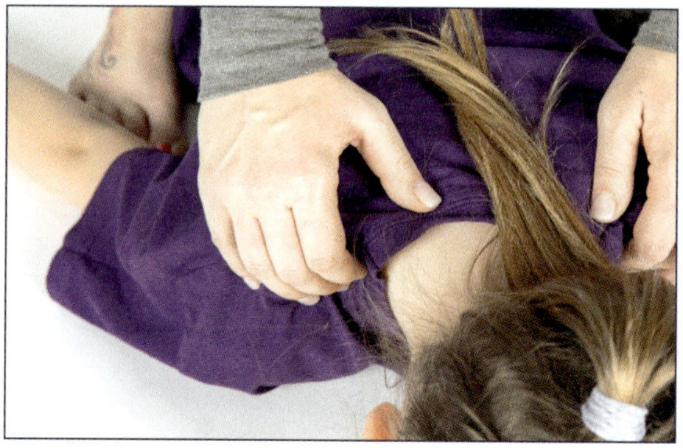

Übergang in die Kindeshaltung (*Balasana*)

Das Kind stellt seine Hände unter den Schultern auf. Die Stirn liegt auf. Deine Hände kommen unter die Hüftknochen. Bitte das Kind, in die Hände zu drücken und hebe gleichzeitig seine Hüfte nach oben hinten und bringe so das Kind in die Kindeshaltung (*Balasana*). Hier kannst du den Rücken längen, indem du eine Hand auf das Kreuzbein (Sakrum) und die andere Hand zwischen die Schulterblätter legst. Deine Hände geben einen sanften Impuls auseinander (nach außen).

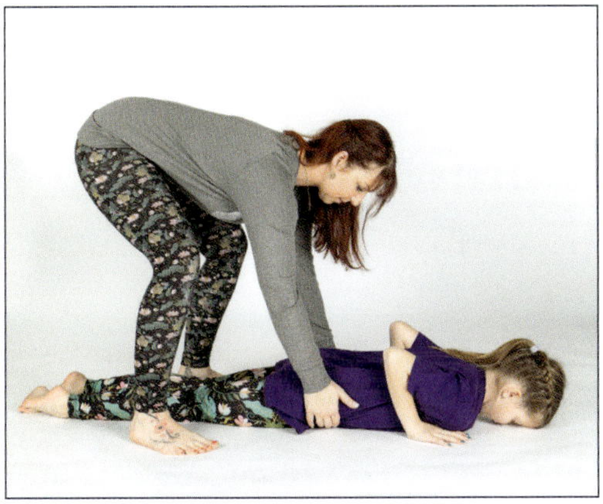

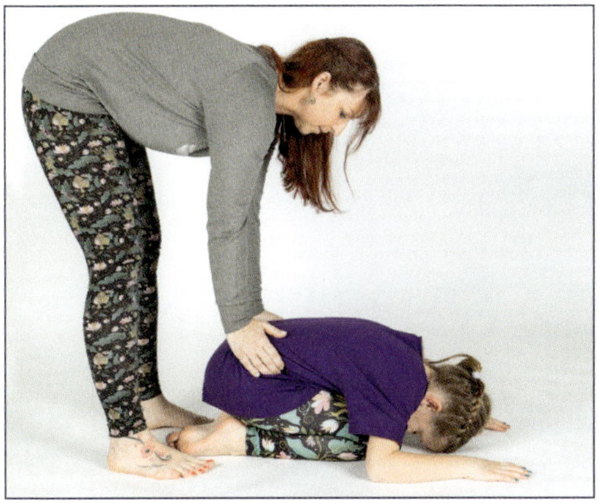

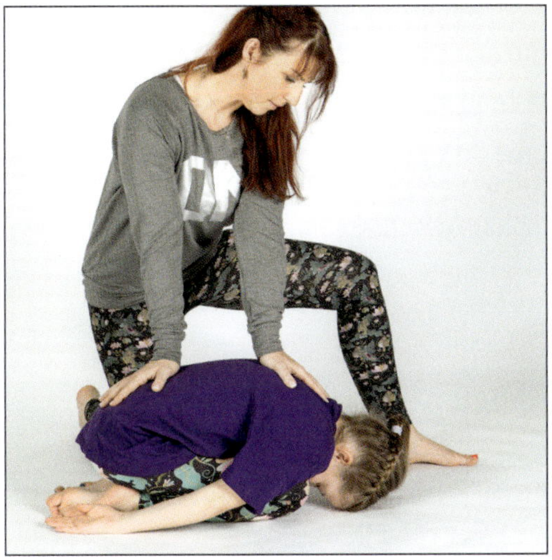

25

TECHNIKEN IN DER KINDESHALTUNG

Die Kindeshaltung (*Balasana*) eignet sich sehr gut, um an Rücken, Schultern und Nacken zu arbeiten. Du kannst dem Kind ein Kissen unter der Stirn anbieten oder auch unter dem Gesäß. Falls die Knie sehr angestrengt sind, kann man zur Entlastung eine eingerollte Decke oder Handtuch in die Kniekehlen legen. Oftmals ist es angenehm, die Knie ein wenig zu öffnen.

Die Kindeshaltung ist eine geschützte Haltung, die häufig von Kindern (besonders zu Anfang) präferiert wird. In dieser Position fällt es ihnen leichter, die Augen geschlossen zu halten.

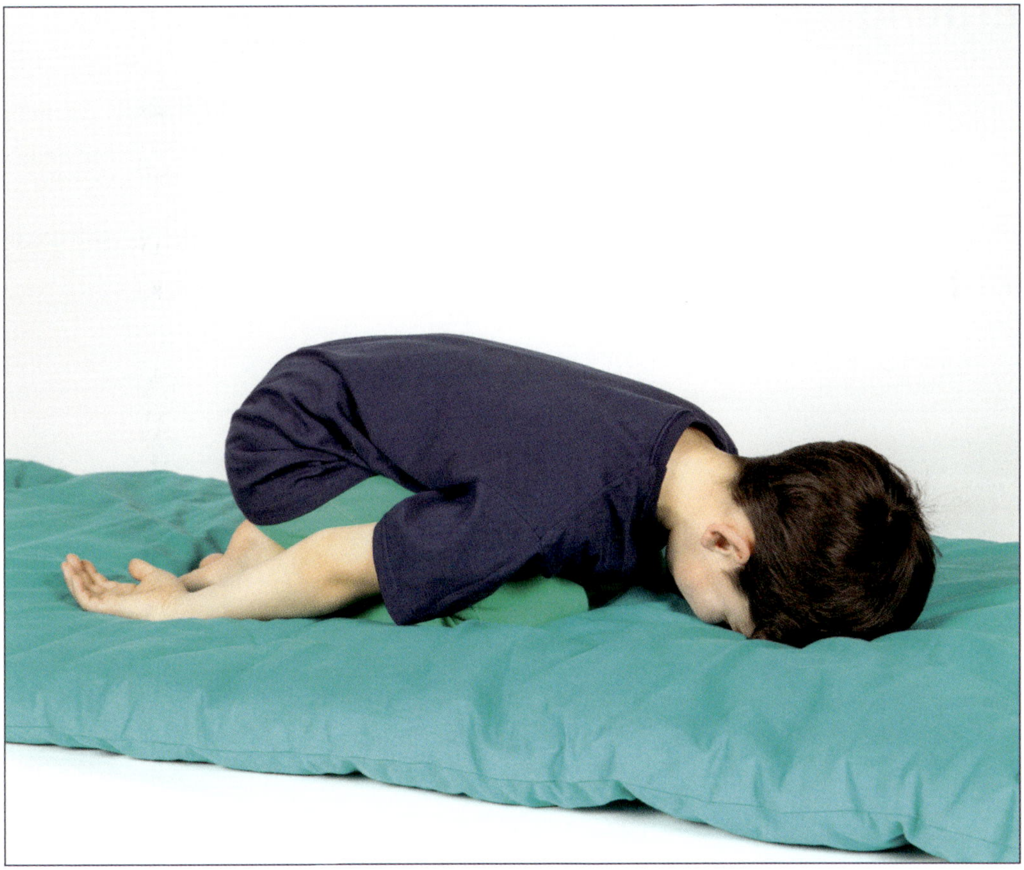

Erdung

Du sitzt hinter den Füßen des Kindes. Platziere deine Handballen auf dem Kreuzbein (Sakrum) des Kindes. Deine Finger zeigen nach außen. Mit der Ausatmung gib sanften Druck nach unten.

WIRKUNG

Diese Bewegung erdet und öffnet den unteren Rücken.

TIPP

Zu Beginn kannst du deine Hände auf den unteren Rücken legen und hier kurz Wärme spenden. Das ist sehr angenehm.

Gut geeignet auch als Assist in einer Yogastunde.

ZUSATZINFO

Wenn du Kinder miteinander üben lässt, kann sich das gebende Kind auch rücklings auf das Kreuzbein des empfangenden Kindes setzen. Außerdem könnte es sich auch, wie bei der *sich räkelnden Katze* (siehe Partnerübungen), über den Rücken legen.

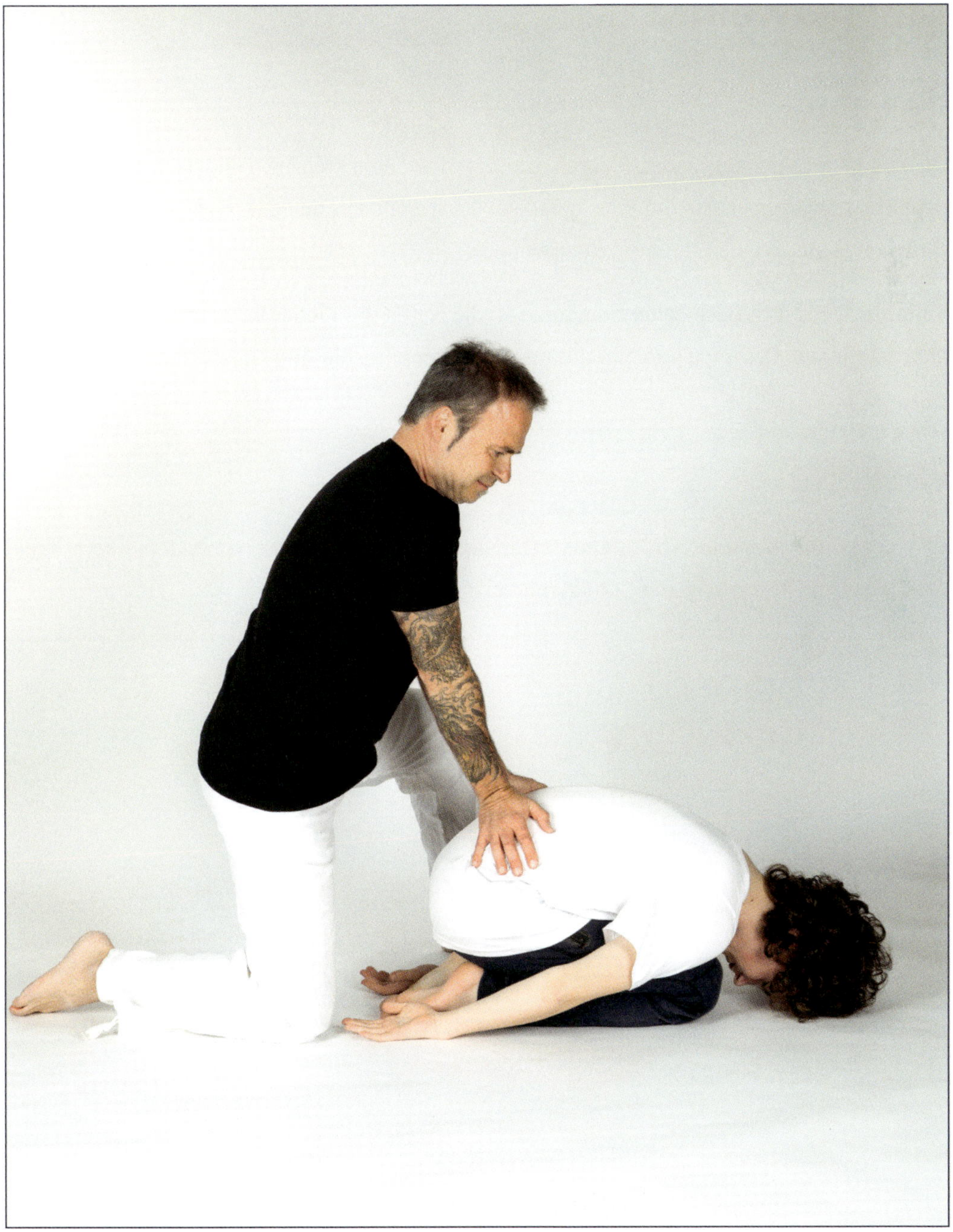

Meereswelle

Rocking

Du sitzt an der Seite des Kindes. Platziere eine Hand auf dem Kreuzbein und die andere zwischen den Schulterblättern. Lasse die Arme gerade und schwinge aus deiner Körpermitte sanft vor und zurück. Erzeuge so einen sanften Schaukelimpuls.

Variante: Du kannst auch beide Unterarme an die Seiten des Kindes legen und nach rechts und links schwingen. Der Impuls kommt aus deiner Körpermitte, die Arme bleiben fest.

WIRKUNG

Wir kennen das Schaukeln aus dem Mutterleib. Es beruhigt das Nervensystem und schenkt ein Gefühl von Sicherheit und Geborgenheit.

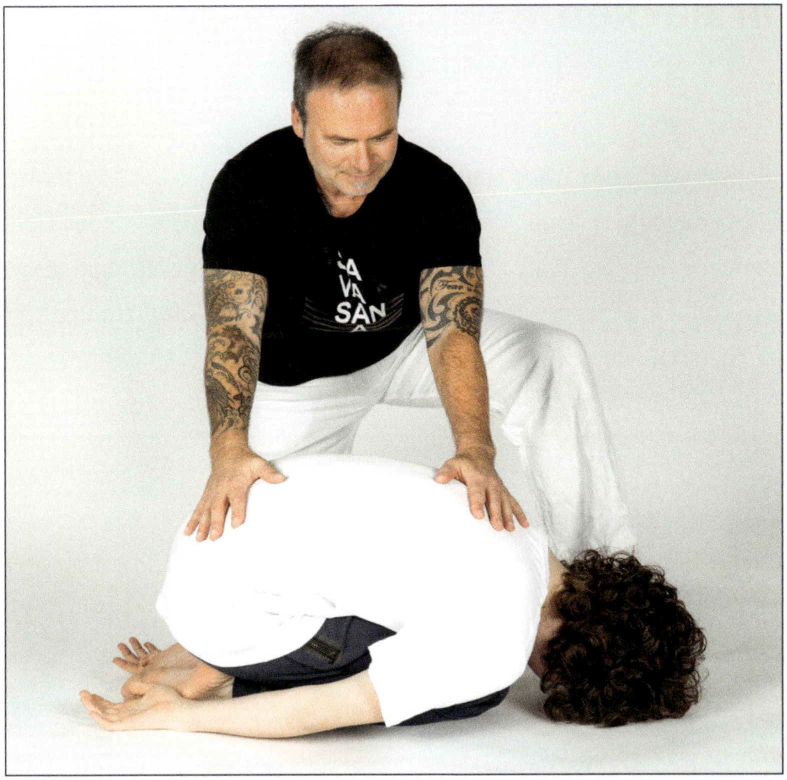

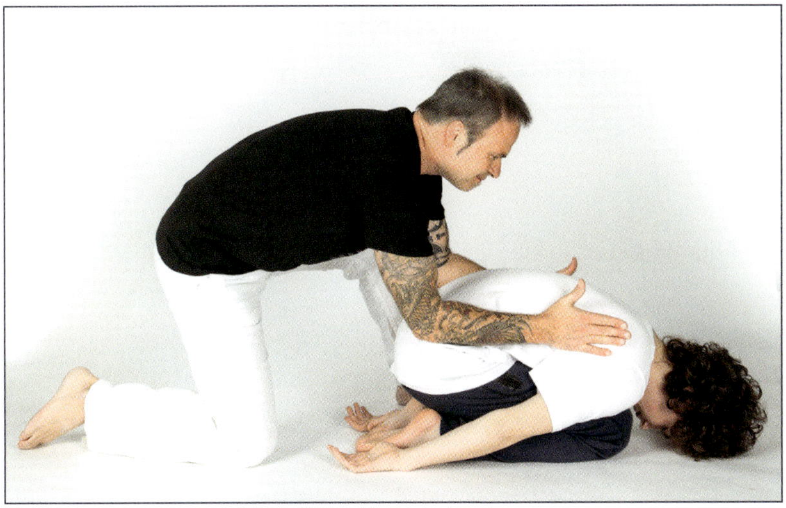

Kräuter hacken

Thai Chops

Du sitzt hinter dem Kind. Lege beide Hände aneinander. Die Fingerkuppen und Außenbereiche der Handballen berühren sich, in der Mitte der Hände bleibt etwas Luft. Mit den Handaußenkanten kannst du nun den Rücken sanft ausklopfen. Lass deine Hände weich und die Handgelenke locker. So kannst du den gesamten Rücken ausklopfen. Auch die Schultern und Oberarme können mit einbezogen werden.

WIRKUNG

Wir erreichen das tiefe Fasziengewebe. Das Klopfen regt die Durchblutung an und lockert die Muskulatur. Bleibe rechts und links neben der Wirbelsäule.

TIPP

Stelle dir vor, du würdest Kräuter hacken. Lasse die Bewegung weich und locker sein.

ACHTUNG

Nicht direkt auf die Wirbelsäule klopfen!

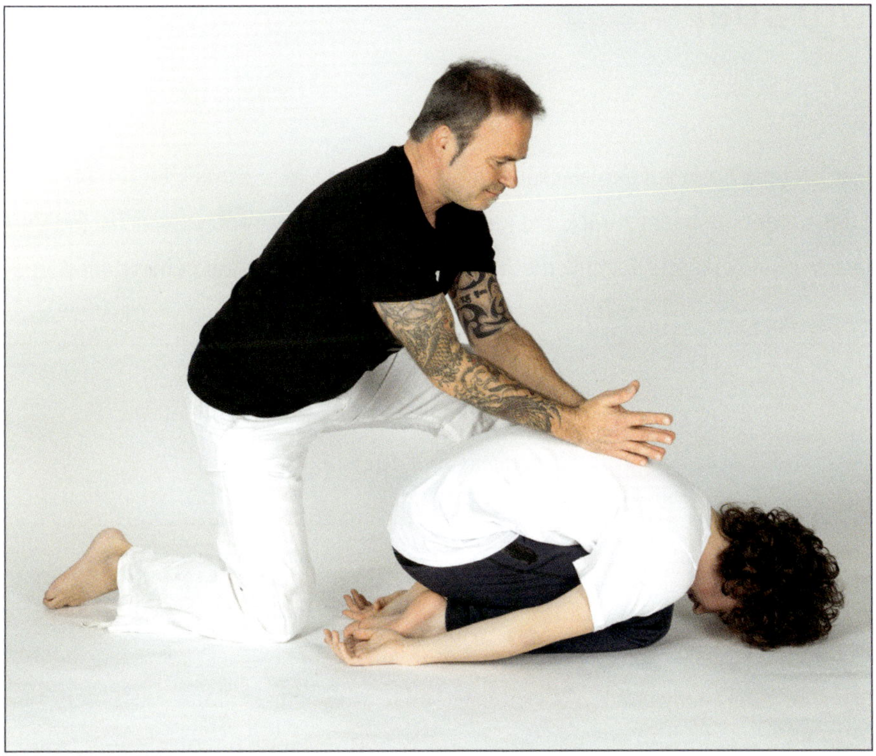

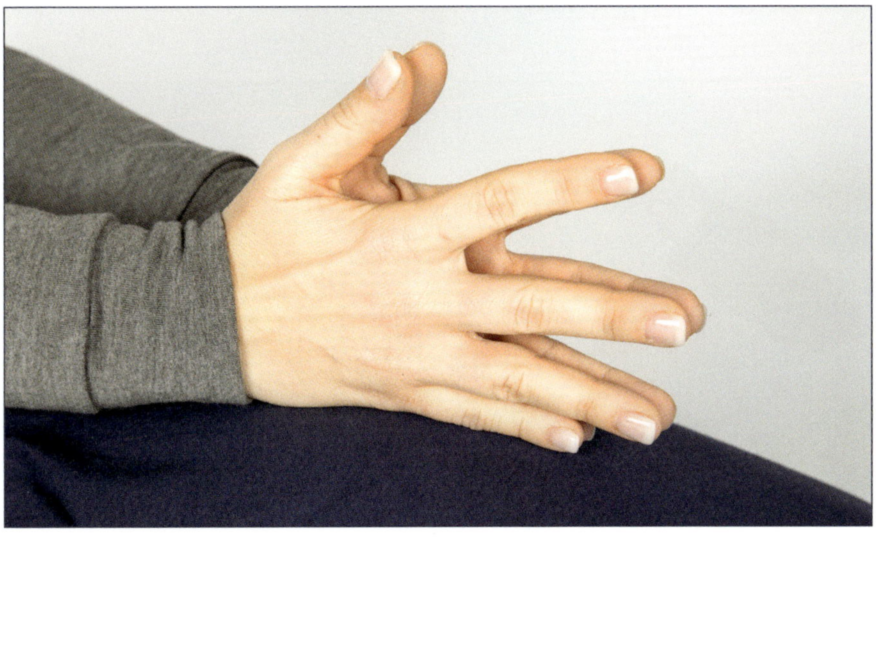

Goldgräber

Nackenzug

Lege deine Fingerkuppen auf den Nackenmuskel. Lehne dich mit gestreckten Armen, mit der Ausatmung des Kindes, langsam zurück. Du kannst gleichzeitig oder auch abwechselnd Zug geben. Achte darauf, dass bei dieser Technik die Arme des Kindes nach hinten neben dem Körper liegen.

WIRKUNG

Der *Goldgräber* entspannt und dehnt die Nackenmuskulatur.

TIPP

Du kannst den Nackenzug auch in der Bauch- oder in der Rückenlage ausführen. In Rückenlage funktioniert das sowohl aus der *Hängebrücke* oder auch im übergestellten (Knie-)Stand.

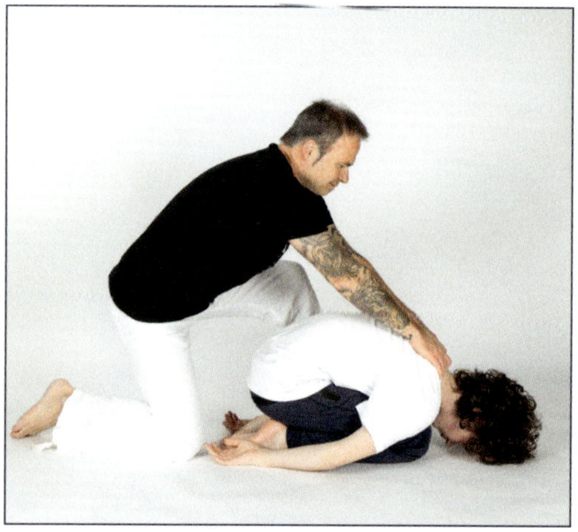

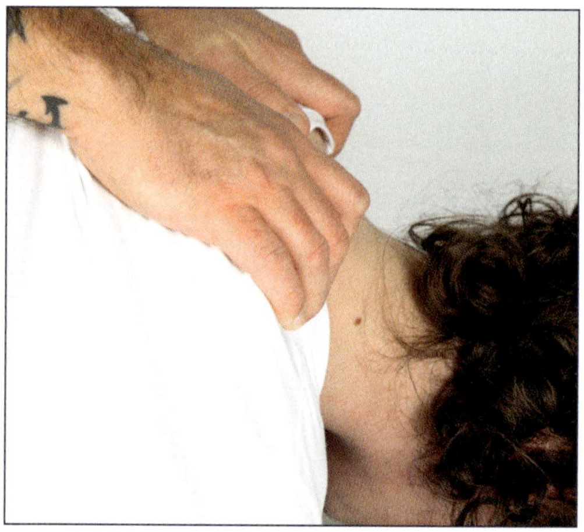

Die Arme begrüßen

Sanfter Druck und Ausstreichen

Deine Hände liegen rechts und links an den Oberarmen des Kindes. Drücke sanft die Arme von den Oberarmen nach unten zu den Händen aus. Bei den Händen angekommen, kannst du diese erden, indem du deine Hände flächig auf die Hände des Kindes legst und einen sanften Impuls zur Matte gibst. Alternativ kannst du die Arme auch flächig ausstreichen.

WIRKUNG

Die Arme und Hände gelten in der Thai Yoga-Körperarbeit als Verlängerung des Herzens. Diese zu berühren, hat eine beruhigende Wirkung. Es kann dem Kind helfen, zu entspannen und hat eine herzöffnende Qualität. Hier erreichen wir die Rückseite der Arme, während in der Rückenlage die Vorderseite der Arme berührt wird.

ACHTUNG

Keinen Druck auf das Gelenk geben!

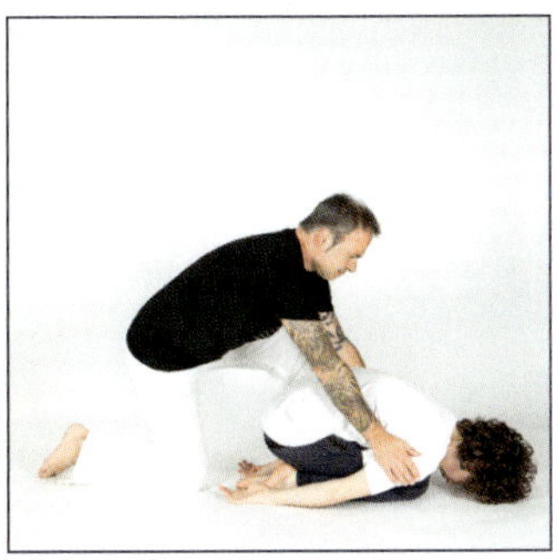
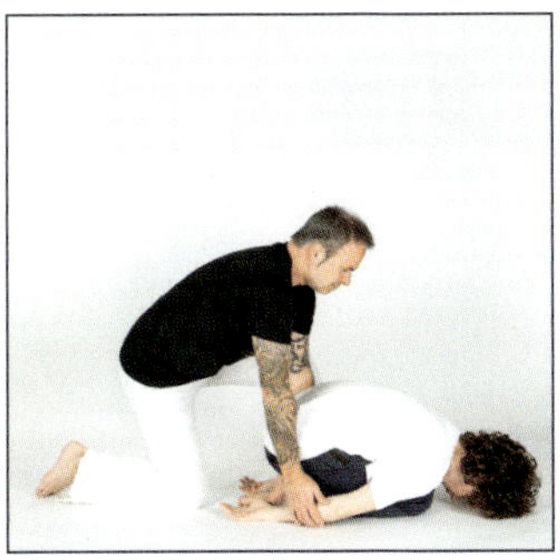
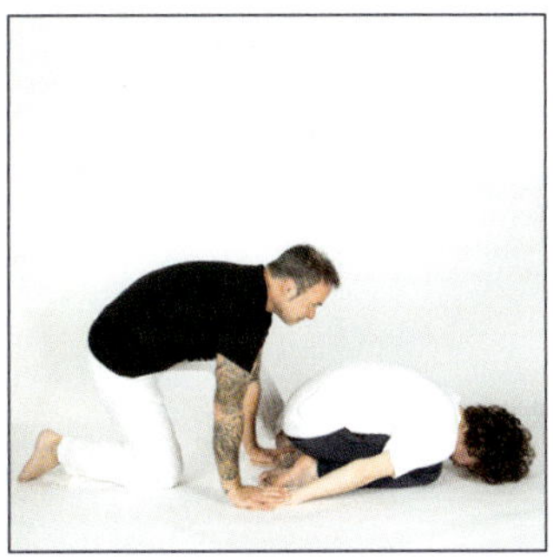

Sonnenstrahlen

Den Rücken ausstreichen

Streiche den Rücken flächig mit deinen Händen aus. Du kannst gerade von oben nach unten ausstreichen oder diagonal von der linken Schulter in Richtung rechter Hüfte und umgekehrt. Wenn du zusätzlich deinen Unterarm mit einbeziehst, wird die Auflagefläche noch größer. Dies kannst du mehrmals wiederholen.

WIRKUNG

Flächige, streichende Berührungen vermitteln ein Gefühl von Geborgenheit und wirken entspannend.

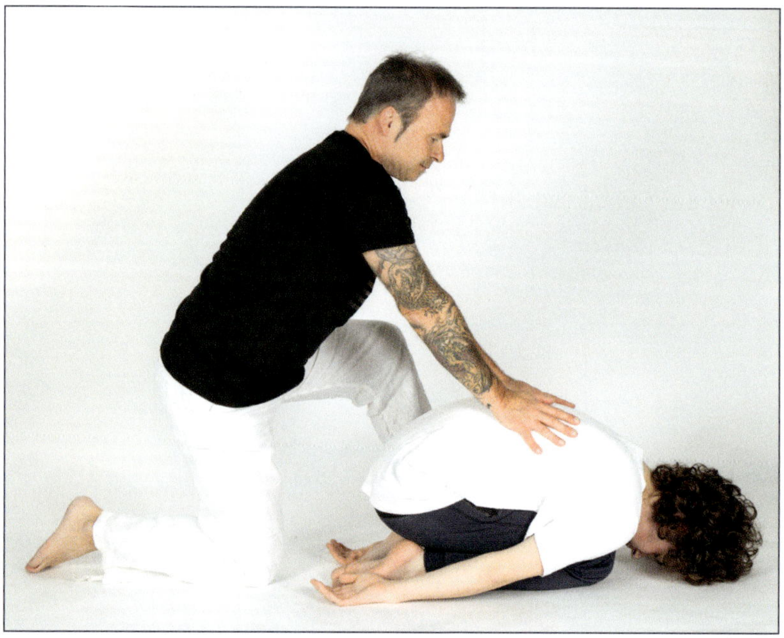

Wieder in den Sitz bringen

Komme hinter dem Kind in den Kniestand und fasse an seine Schultern. Gib den Impuls nach oben und richte das Kind auf. Stehe nah, sodass deine Knie den Rücken stützen.

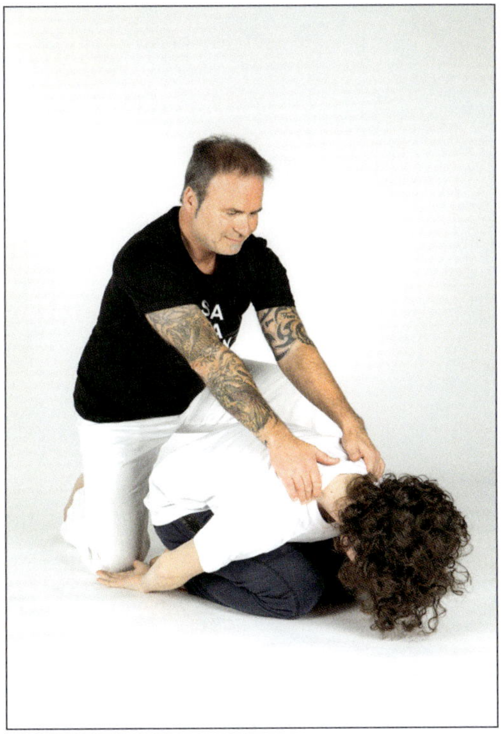

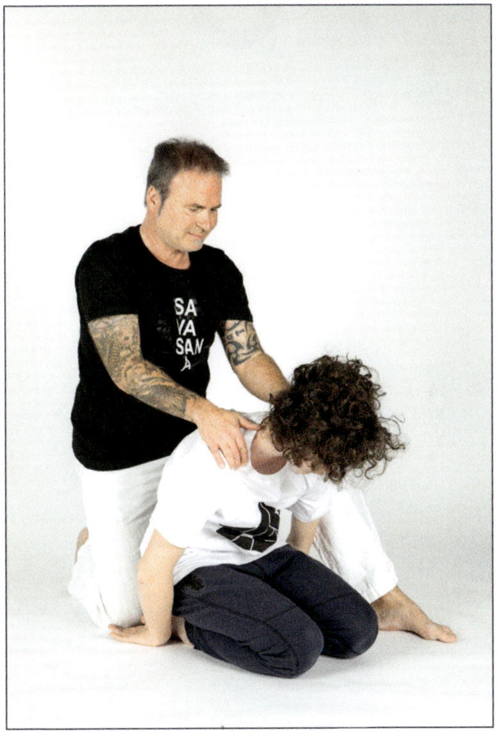

26

TEENS-SPECIAL

Hier findest du Techniken, die etwas herausfordernder und intensiver sind. Du kannst sie mit Teenagern im Kurs oder auch einzeln üben. Es bietet sich an, zuvor immer mit den sanfteren Techniken aus der jeweiligen Gruppe zu beginnen, auch um den Körper anzuwärmen und vorzubereiten.

Unterarmdruck

Der Teenager sitzt im Schneidersitz oder im Kniesitz. Du befindest dich im aufgestellten Kniestand dahinter. Lege deinen Unterarm knapp oberhalb deines Ellbogens auf den Nackenmuskel. Deine andere Hand liegt auf der anderen Schulter als sanfte Unterstützung. Gib nun sanften Druck in den Unterarm, indem du deine Schulter über deinen Ellbogen bringst. Deine Hand bleibt ganz locker. Versetze immer ein wenig den Unterarm.

WIRKUNG

Hierdurch lösen sich Verspannungen und die Muskulatur lockert sich. Der große Nackenmuskel ist gerade bei Teenagern durch häufiges Sitzen, schwere Taschen und vorgebeugte Haltungen verspannt. Vorher ist der *Katzentritt auf dem Nackenmuskel* (siehe sitzende Techniken) eine gute Technik zum Starten.

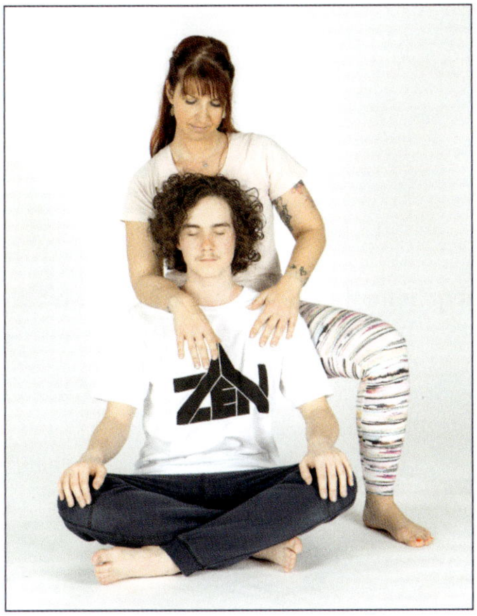

ACHTUNG

Diese Technik ist recht intensiv. Arbeite langsam und achtsam. Nimm dir Zeit, einzusinken. Frage nach, ob die Druckintensität in Ordnung ist.

Nach den Sternen greifen

Schulterdehnung

Du stehst neben dem sitzenden Teenager. Hole dir seine Hand nach oben und lockere mit einem sanften Impuls den Arm. Platziere deine Handballen unterhalb seines Handgelenks an der Handwurzel. Presse deine Handballen zusammen, sodass du nicht abrutschst. Komme in eine tiefe Hocke. Mit dem Ausatmen des Teenagers dehne den Arm sanft nach oben.

WIRKUNG

Die Schulter, der Arm und das Handgelenk werden gedehnt. Anschließend bietet sich die *Kurbel* an (siehe Techniken im Sitzen), um den Arm und die Schulter zu lockern.

TIPP

Achte auf deine Körperhaltung: Dein Bauchnabel zeigt zum Teenager, dein Rücken bleibt gerade!

ACHTUNG

Diese Technik kann etwas intensiver sein. Hole dir gegebenenfalls Feedback ein, wie weit du die Schulter dehnen darfst.

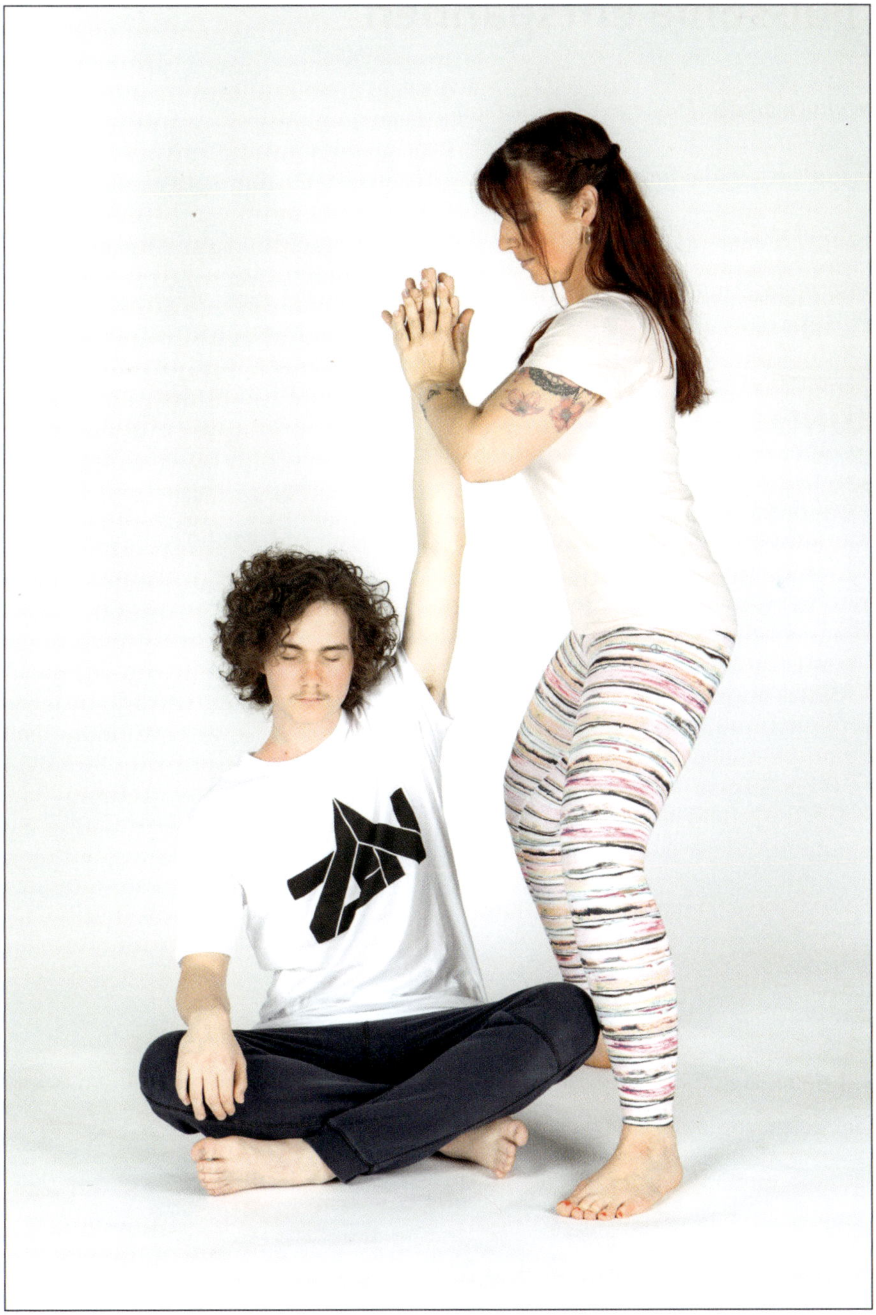

Die Fußsohle entspannen

Daumendruck an den Füßen in der Bauchlage

Der Teenager liegt in der Bauchlage.

Bringe deine Daumen in die Mitte der Fußsohle. Gib nun gleichzeitig sanften Druck in die Fußsohle, versetze die Daumen immer ein wenig und arbeite so im Fuß an unterschiedlichen Punkten.

WIRKUNG

Die Füße werden entspannt. Außerdem wirkt sie auf die Plantarfaszie (eine Faszie, die auf der Körperrückseite unseren ganzen Körper durchzieht und häufig verspannt ist). Vorher bietet sich das *Füße begrüßen* (siehe Techniken in der Bauchlage) an.

TIPP

Die Fußzehen des Teenagers sollten nach innen zueinander zeigen, siehe Techniken in der Bauchlage!

ACHTUNG

Achte auf deine Daumen. Lasse die Daumen gerade in einer Linie zu deinem Handgelenk, um zu viel Belastung auf dem Daumengrundgelenk zu vermeiden.

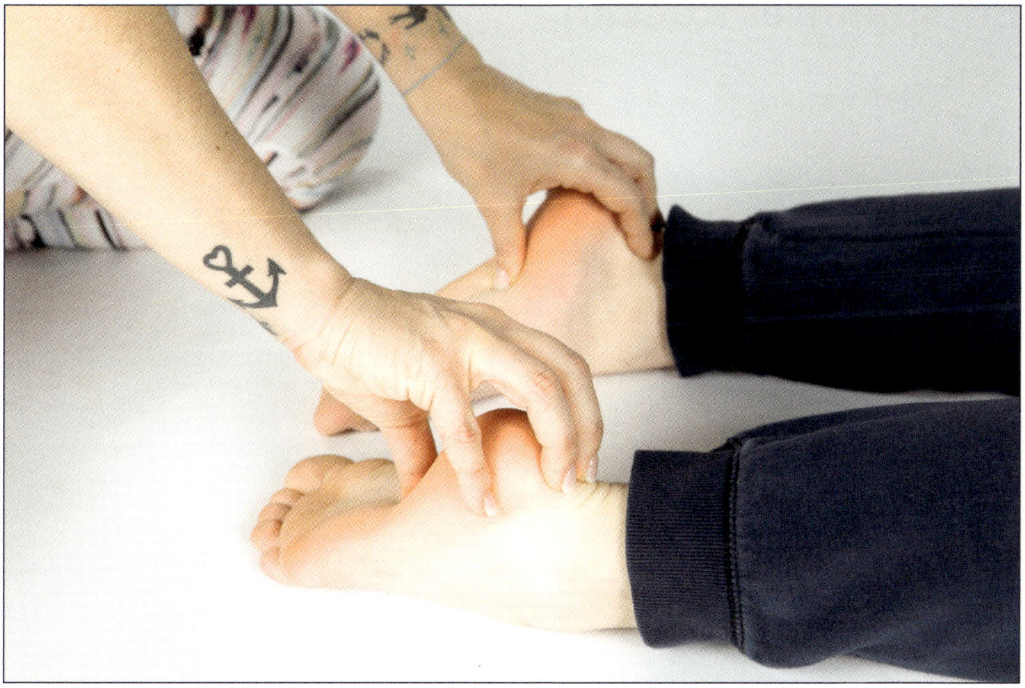

Entspannter Rücken

Lockerung der Rückenmuskulatur

Der Teenager liegt in der Bauchlage. Lege deine Hände zu Beginn in Höhe der Nieren auf den Rücken auf. Drehe deine Finger zur Seite und laufe langsam mit sanftem Druck rechts und links an der Wirbelsäule entlang den Rücken nach oben. Du kannst den Rücken auch mit Daumendruck bearbeiten. Finde die Wirbelsäule. Rechts und links von ihr läuft der lange Rückenstrecker entlang. In diese kleine Kuhle (zwischen Wirbelsäule und Muskel) bringst du deine Daumen. Laufe mit den Daumen wechselseitig die Wirbelsäule entlang nach oben. Mache die Abstände groß. So kannst du auch um das Schulterblatt herumarbeiten. Du kannst auch mit gleichzeitigem Daumendruck arbeiten, das ist intensiver, z. B. bei starken Verspannungen.

WIRKUNG

Der lange Rückenstrecker (Musculus erector spinae) wird gelockert und Verspannungen können gelöst werden. Der Daumendruck eignet sich für stärkere Verspannungen.

TIPP

Die Fußzehen des Teenagers sollten nach innen zueinander zeigen, siehe Techniken in der Bauchlage!

ACHTUNG

Keinen Druck auf den unteren Rücken geben. Mit den Daumen kannst du jedoch auch achtsam am unteren Rücken arbeiten.

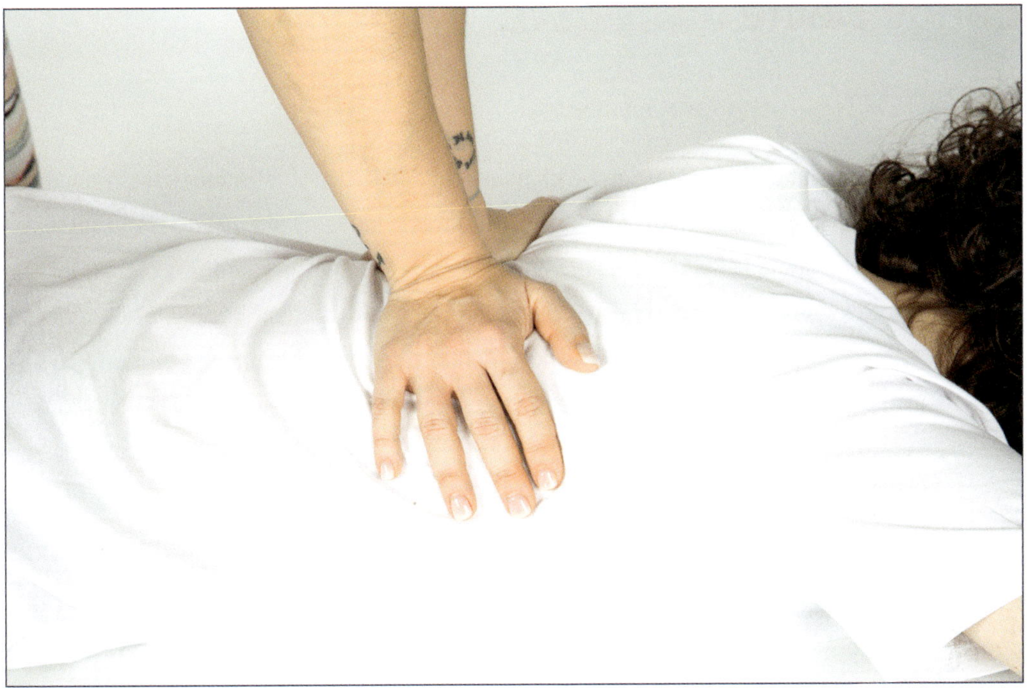

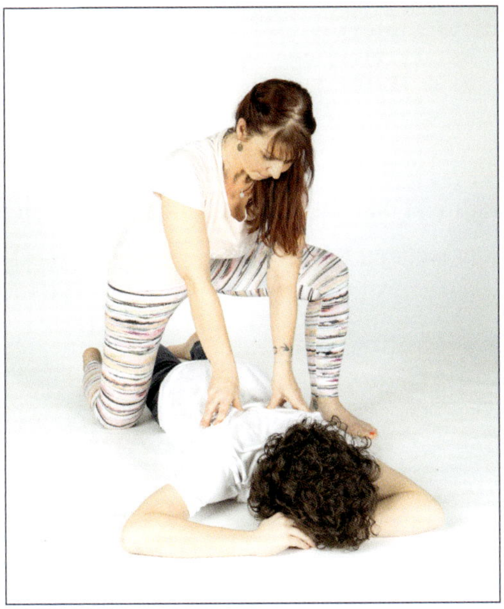

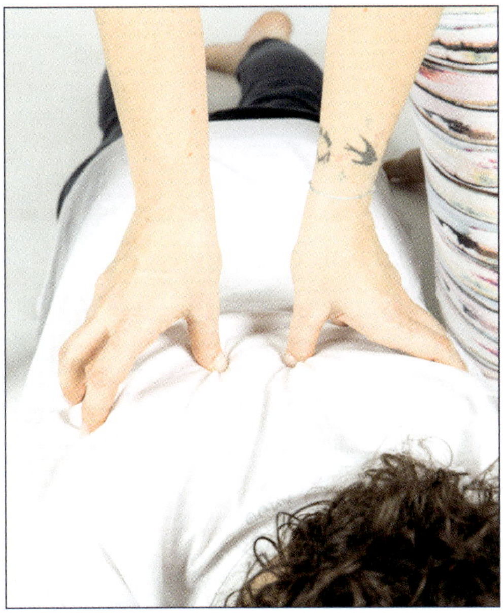

Lange Beine

Beinstretch mit Innen- und Außenrotation

Der Teenager liegt auf dem Rücken. Setze dich etwas zur Seite und schiebe dein linkes Bein unter das linke Bein des Teenagers. Nimm den linken Fuß in die Hände. Deine rechte Hand fasst von oben über den Fuß in die Fußinnenseite, die linke Hand hält die Ferse. Hierdurch bringst du den Fuß in eine sanfte Außenrotation. Lehne dich nun langsam, mit geradem Rücken, zurück. Wechsle dann die Hände. Nun liegt die rechte Hand unter der Ferse. Die linke Hand hält den Fuß an der Außenkante. Lehne dich wieder sanft nach hinten und erzeuge so eine sanfte Innenrotation.

WIRKUNG

Durch die sanfte Innen- und Außenrotation werden die Hüften und die Lendenwirbelsäule entlastet. Der Stretch mobilisiert zudem auch das Knie- und Fußgelenk. Diese Technik erzeugt einen Zug diagonal durch den ganzen Körper.

TIPP

Du kannst auch den Fuß des Teenagers halten, während du dich im Knie- oder Schneidersitz befindest. Wähle diese Variation, falls der Teenager weniger Körperkontakt wünscht.

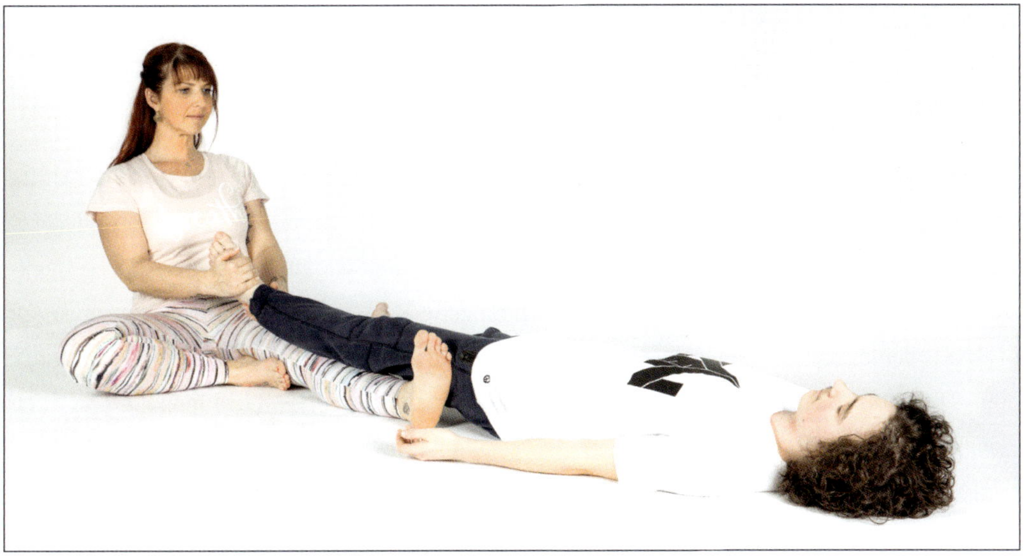

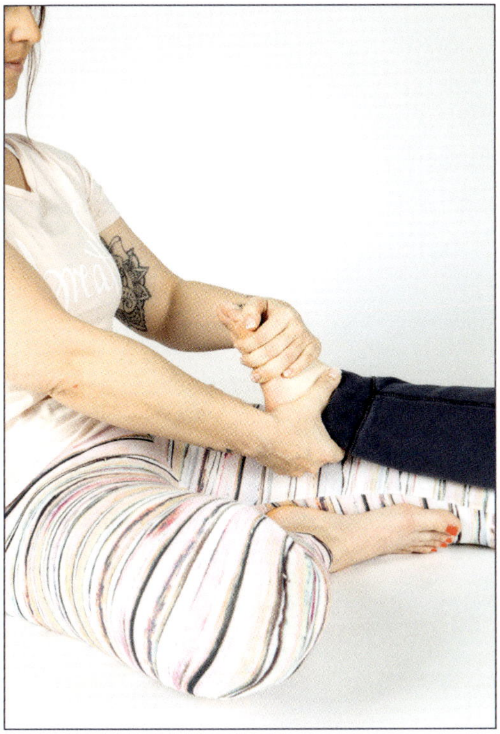

Einbeinige Beckenschaukel

Lockerung der Hüfte und des unteren Rückens

Der Teenager liegt auf dem Rücken. Du kniest auf einer Seite des Teenagers in Höhe der Hüfte. Bringe sein vor dir liegendes Bein in einen 90°-Winkel. Richte dich auf und platziere den Fuß deines äußeren Beins auf der anderen Körperseite (hinter dem liegenden Bein). Das Knie deines zweiten Beins bleibt am Boden. Lege das angewinkelte Bein auf deinen Oberschenkel, knapp oberhalb deines Knies. Schiebe dein aufgestelltes Bein ein wenig nach vorne, um den Winkel deines Knies zu verändern. Mit deiner äußeren Hand drückst du den Fuß des Teenagers sanft ein wenig nach unten, bis sich die Hüfte leicht vom Boden abhebt. Nun kannst du aus deiner Mitte heraus große Kreise beschreiben. Wechsle danach die Seite.

WIRKUNG

So wird das Iliosakralgelenk und der gesamte untere Rücken gelockert und entspannt: eine sehr angenehme Technik für die Hüfte und den Rücken.

WICHTIG

Achte darauf, dass die Kniekehle des Teenagers genau auf deinem Oberschenkel liegt. Sonst geht der Druck auf den Wadenmuskel, was sehr unangenehm sein kann.

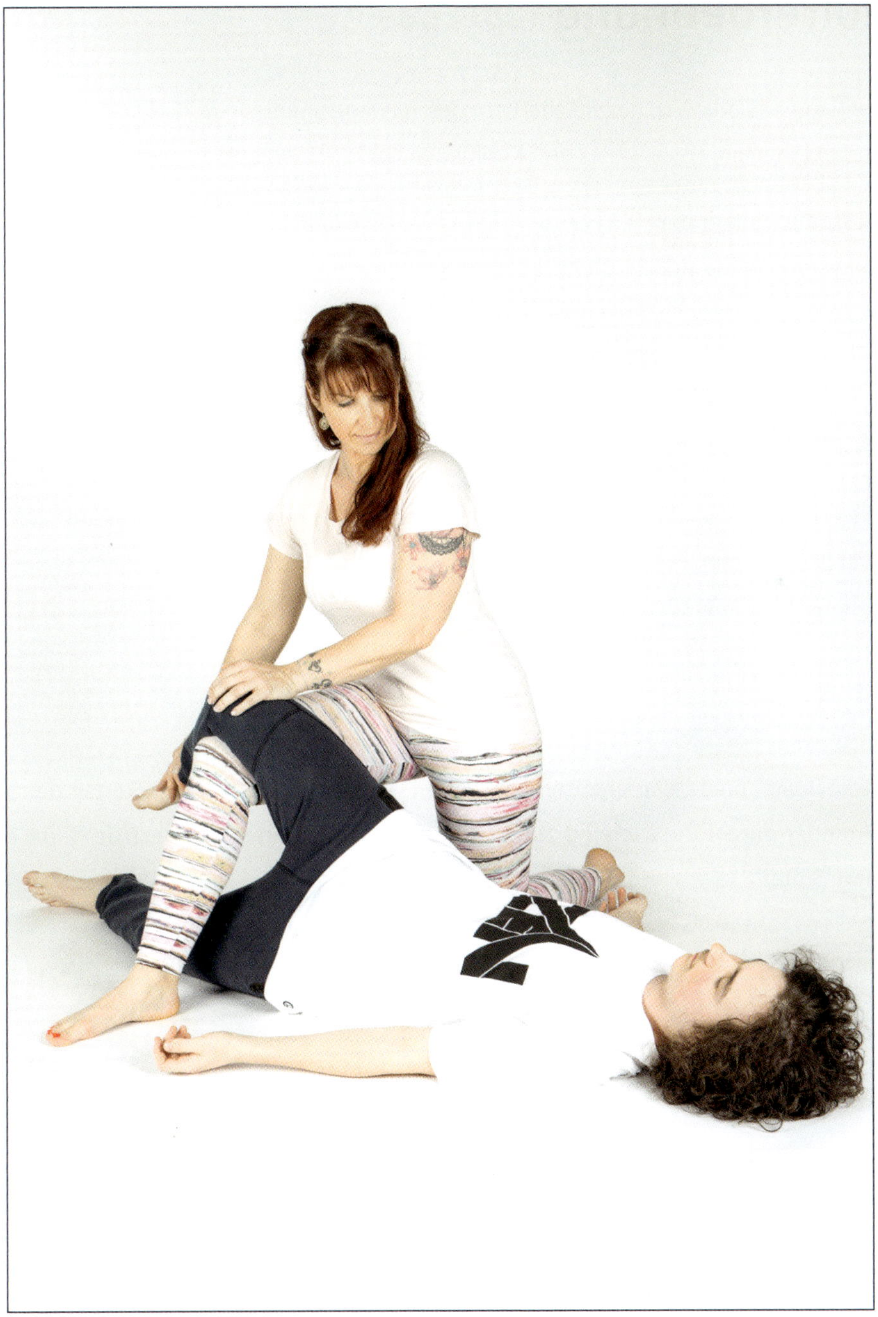

Schulterdehnung

In der Seitlage das obere, angewinkelte Bein des Teenagers mit einem Kissen (Bolster o. Ä.) unterlagern und ihm ein Kissen unter den Kopf legen.

Du kniest seitlich hinter dem Rücken des Teenagers. Lege deine ihm zugewandte Hand vorne auf die Schulter und deine andere Hand auf das Schulterblatt. Verschränke deine Finger über der Schulter. Lehne dich langsam nach hinten, und bring die Schulter in eine Dehnung.

WIRKUNG

Die Schulter- und Nackenmuskulatur wird gedehnt. In diesem Bereich finden sich häufig starke Verspannungen. eine passive Dehnung mit großer Wirksamkeit.

TIPP

Du solltest immer beide Körperseiten bearbeiten. Falls du mehrere Techniken in der Seitlage hintereinander durchführst, bleibe zuerst bei einer Körperseite und wechsle dann erst auf die andere Seite!

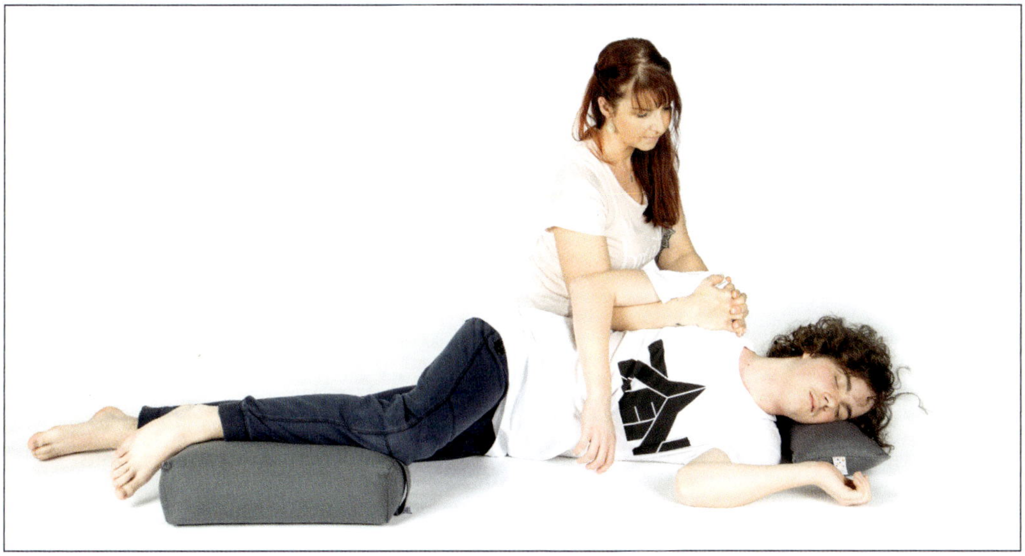

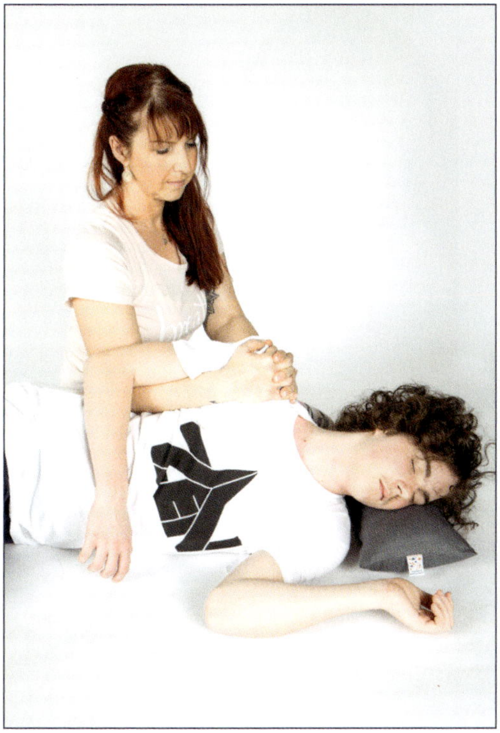

Die Schulter kreisen

Der Teenager liegt auf der Seite. Du kniest seitlich hinter dem Rücken des Teenagers. Lege deine ihm zugewandte Hand vorne auf die Schulter und deine andere Hand fasst das Schulterblatt. Dann beginne, das Schulterblatt zu kreisen. Das kannst du in beide Richtungen tun.

WIRKUNG

Diese Übung mobilisiert die Schulter, löst Verspannungen und schafft Raum.

TIPP

Du solltest immer beide Körperseiten bearbeiten. Falls du mehrere Techniken in der Seitlage hintereinander durchführst, bleibe zuerst bei einer Körperseite und wechsle dann erst auf die andere Seite!

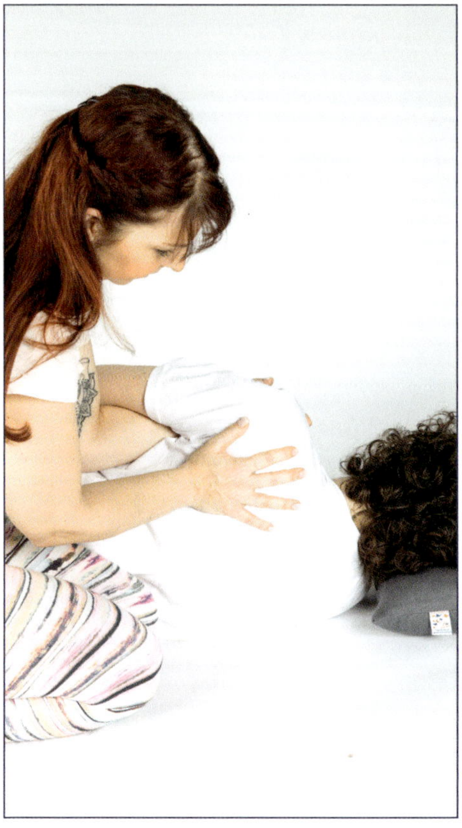

Den Nacken ausstreichen

In der Seitlage kannst du wunderbar am Nacken arbeiten. Mit deinem Daumen kannst du den Nacken von unten in Richtung Schädelansatz ausstreichen. Du kannst den Muskelstrang auch mehrmals von unten nach oben ausstreichen und dabei deinen Daumen immer ein wenig versetzen. Du kannst hier auch intuitiv massieren.

WIRKUNG

So wird der Nacken entspannt und gedehnt. Am Schädelansatz befinden sich außerdem Triggerpunkte, die durch sanften Druck Verspannungen und Kopfschmerzen lösen können.

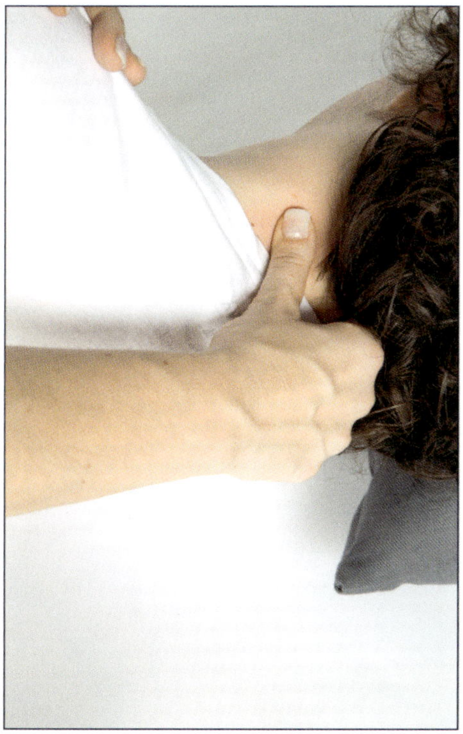

TIPP

Deine freie Hand kann an der Schulter liegen, so hältst du Kontakt und gibst Sicherheit. In dieser Position kannst du auch den Kopf massieren.

Die Rückenstrecker lockern

Der Teenager liegt auf der Seite. Du kniest an der Vorderseite des Teenagers. Indem du den Unterschenkel seines oberen Beins auf deine Oberschenkel legst, kannst du sehr nah heranrücken. Dies erzeugt zusätzlich eine angenehme Dehnung in der äußeren Hüfte und schenkt ein Gefühl von Geborgenheit und Sicherheit. Nun bringe deine Fingerkuppen an den langen Rückenstrecker. Beschreibe sanfte Kreise den Rücken entlang nach unten und oben.

WIRKUNG

Diese Übung entspannt und lockert den langen Rückenstrecker (Musculus erector spinae).

TIPP

Du kannst auch neben dem Teenager knien, ohne dessen Unterschenkel auf deinen Oberschenkel zu legen.

Wähle diese Variation, falls der Teenager weniger Körperkontakt wünscht.

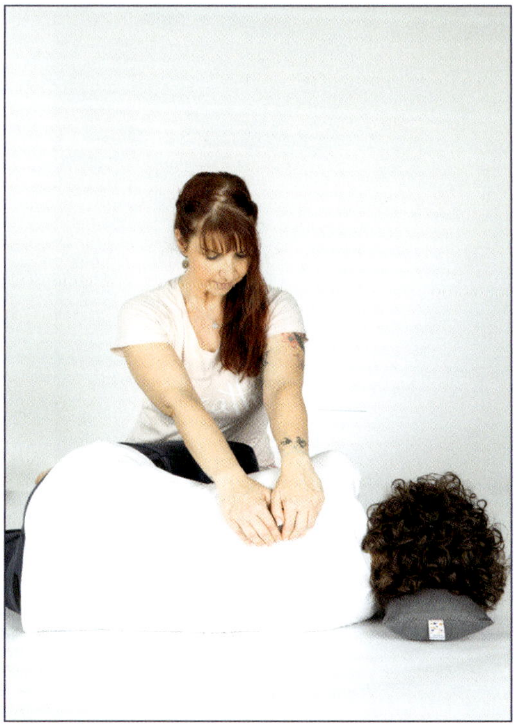

Den Rücken längen

Der Teenager liegt auf der Seite. Du kniest an der Vorderseite des Teenagers. Lege eine Hand in Höhe des Kreuzbeins und die andere zwischen den Schulterblättern auf. Du kannst die Hände einige Atemzüge ruhen lassen. Du kannst deine Hände sanft auseinanderziehen. Zum Abschluss kannst du den Rücken ausstreichen.

WIRKUNG

Das Auflegen der Hände erzeugt Wärme und ein Gefühl von Nähe, Vertrauen und schenkt Geborgenheit. Das Auseinanderziehen der Hände längt die Wirbelsäule und schafft Raum zwischen den Wirbeln und Platz für die Bandscheiben.

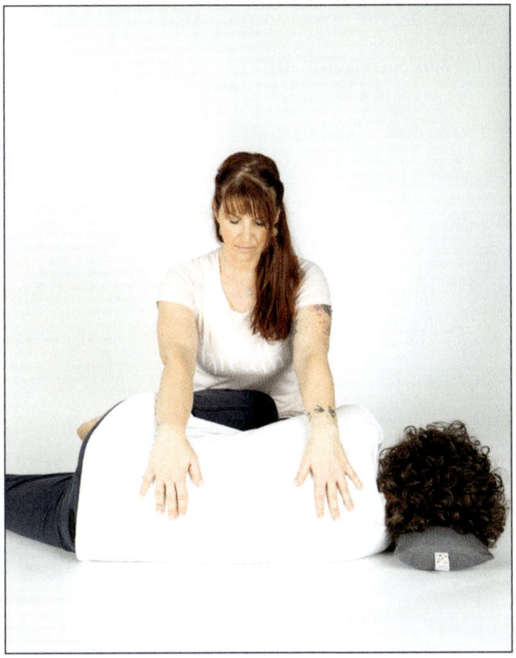

Anhang

DANKSAGUNG

Als Erstes möchte ich meiner Familie danken, die mich immer unterstützt, auch wenn ich mit meinen vielen Ideen immer mal Unruhe in unser Familienleben bringe. Allen voran meinem wundervollen Sohn Louis, der mich viel mehr gelehrt hat, als er denkt. Danke, dass du mich zu dem Menschen hast werden lassen, der ich nun bin. Danke, dass du mich als deine Mama ausgesucht hast!

Meinem Mann Michael, der mir immer zur Seite steht, und mich anhält, nicht aufzugeben, sondern den Weg weiter zu verfolgen, aber immer mit dem Augenmerk, auf mich aufzupassen – ohne dich gäbe es mich als Yogalehrerin heute so sicherlich nicht.

Danke auch an meine Eltern, ohne euch gäbe es mich nicht. Danke, dass ihr mir dieses wunderbare Leben geschenkt habt und mich immer unterstützt und gefördert habt, auch mit der einen oder anderen wohlgemeinten kritischen Nachfrage.

Danke an meine Lehrer, allen voran Thomas und Tobias, deren Wissen ich quasi zusammengebracht und vereint habe. Danke, dass ihr mich vorbehaltlos unterstützt und danke für unsere bereichernde Zusammenarbeit.

Danke, Silke, du hast mich auf unterschiedlichsten Ebenen gestärkt, hinterfragt und mich immer so sein lassen, wie ich bin. Danke fürs Korrekturlesen und deine wertvollen Tipps. Danke für unsere Verbindung, nicht nur im Thai Yoga, sondern auch darüber hinaus für eine wundervolle Freundschaft.

Danke, Ingrid, für deine liebevolle Unterstützung und deine Hilfe.

Danke, Dr. Rita Magenheim, für deine Beratung und Unterstützung im Anatomieabschnitt.

Danke an meine vielen wunderbaren Yogakinder. Danke für eure Freude am Tun, eure Neugier, euren Spaß und euer Herz. Ihr erinnert mich in jeder Stunde daran, warum ich diesen Weg gehe und dass es sich lohnt, die Welt zu einem besseren Ort zu machen!

Danke an meine Schüler der Wichernschule, die ich seit fast 20 Jahren begleiten darf. Ich habe unglaublich viel von jedem Einzelnen gelernt. Vor allem danke ich euch für eure Ehrlichkeit, eure bedingungslose Liebe und das Erleben, dass jeder Mensch einfach wundervoll und genau richtig ist, so, wie er ist!

Danke an meine „großen" Yogaschüler, die ich in Kursen, Workshops und Ausbildungen begleiten durfte und noch weiter begleiten darf! Wenn ich einen Funken entzünden darf, ist das mein größtes Glück. Danke für euer Vertrauen und euer Sein!

Danke an all meine Wegbegleiter, die mir auf vielfältige Weise Dinge gezeigt und beigebracht haben.

Danke, OGNX, für unsere wunderbaren Outfits.

Danke, Gosia, für die zauberhaften Motive der Kindershirts und für dein großes Herz.

Danke an Jürgen Laske und die Firma Bausinger für eure liebevolle Unterstützung und das Bereitstellen der Materialien.

Danke an meine zauberhaften Fotomodelle: Maya, Mira, Damian, Felicitas, Svenja und Charlotte, Michael und Louis.

Danke an meinen tollen Fotografen Stefan, du hast mich auf vielen Ebenen unterstützt. Danke für dein Vertrauen, den Spaß und die liebevolle Begleitung.

Danke an den Meyer und Meyer Verlag, besonders Robert Meyer und meinem Lektor Riccardo Rip für das Vertrauen in mich und die Unterstützung, mein Herzprojekt in die Welt bringen zu dürfen!

Und zum Schluss muss ich mir tatsächlich auch selbst danken, nämlich dafür, dass ich nicht aufgegeben habe. Auch wenn ich gezweifelt und Rückschläge erlebt habe, so hat mich immer dieser innere Wunsch angetrieben, etwas zu hinterlassen und die Welt ein kleines bisschen besser zu machen. Jeder Einzelne von uns kann etwas tun!

Und, last not least, Danke an dich! Danke, dass du dieses Buch gekauft hast. Dich auf die Reise in die magische Welt der Berührung eingelassen hast und dich mit mir und meiner Idee auseinandergesetzt hast! Danke, dass du mich dabei unterstützt, mehr Berührung in die Welt zu tragen.

Mögest du in Sicherheit sein!

Mögest du gesund sein!

Mögest du glücklich sein!

Mögest du leicht durchs Leben gehen!

Namasté

Sandra

LITERATUR

Bücher

Bannenberg, T. (2013). *Yoga für Kinder*. (1. Auflage). München: Gräfe und Unzer Verlag.

Beck-Texte. (2019). *BGB* (83. Auflage). München: dtv.

Bowlby, J. (1975) *Bindung – Eine Analyse der Mutter-Kind-Beziehung*. München: Kindler Verlag.

Crone, E. (2011). *Das pubertierende Gehirn. Wie Kinder erwachsen werden*. München: Droemer.

Frank, T. (2016). *Thai Yoga. Körper und Seele berühren*. Emmendingen: Hans-Nietsch-Verlag.

Gaschler, K. & Buchheim, A. (Hrsg.) (2012). *Kinder brauchen Nähe. Sichere Bindungen aufbauen und erhalten*. Stuttgart: Schattauer.

Grunwald, M. (2017). *Homo Hapticus. Warum wir ohne Tastsinn nicht leben können*. München: Droemer.

Hauch, Dr. med., M. (2017). *Kindheit ist keine Krankheit. Wie wir unsere Kinder mit Tests und Therapien zu Patienten machen* (3. Auflage). Frankfurt: Fischer Taschenbuch.

Hüther, G. (2010). *Bedienungsanleitung für ein menschliches Gehirn*. Göttingen: Vandenhoeck & Ruprecht.

Kobs, A. (2012). *Die zehn Lebensempfehlungen des Yoga. Bewusst leben mit den Yamas und Niyamas*. (1. Auflage). Oberstdorf: Windpferd Verlagsgesellschaft.

Leitzgen, A. (2017). *Das sind Deine Rechte! Das Kinder-Rechte-Buch*. Weinheim: Verlagsgruppe Beltz.

Mármol, J. & Jacomet, A. (2017). *Anatomie und Massage*. Aachen: Meyer & Meyer.

Müller-Oberlingshausen, B. & Kiebigs, G. (2018). *Berührung. Warum wir sie brauchen und wie sie uns heilt.* Berlin: Ullstein leben.

Renz-Polster, H. (2009). *Kinder verstehen. Born to be wild: Wie die Evolution unsere Kinder prägt.* (9. überarbeitete Auflage). München: Kösel-Verlag.

Rosenberg, M. (2007). *Erziehung, die das Leben bereichert. Gewaltfreie Kommunikation im Schulalltag*. (3. Auflage). Parderborn: Junfermannsche Verlagsbuchhandlung.

Skuban, R. (2011). *Patanjalis Yogasutra*. (2. Auflage). München: Arkana.

Trökes, A. & Knothe, B. (2014). *Neuro-Yoga. Wie die alte Weisheitspraxis auf unser Gehirn wirkt.* München: O. W. Barth.

Von Thadden, E. (2018). *Die berührungslose Gesellschaft*. München: Verlag C. H. Beck.

Zeitungsquellen

GEOkompakt (2015). Heft Nr. 45. *Pubertät. Chaos! Krisen! Chancen!*

GEO Wissen (2014). Heft Nr. 54. *Wie Erziehung gelingt.*

Internetseiten

www.duden.de

www.aerzteblatt.de/nachrichten/77981/Fast-jeder-zweite-Schueler-leidet-unter-Stress (Studie zum Thema Stress bei Schülern)

www.wertesysteme.de (alles rund ums Thema Werte)

www.ip-deutschland.de (Familie im Umbruch – Kindheit heute, Kinderwelten 2008, PDF unter: https://www.ip.de/loadfile.cfml?file=%3A9P%2EHPI%2EGA%5BJOUW4%2C%3A1M%29N-JYQCOJ%2DFN%2E%29EPH%20%0A&type=application%2Fx%2Dpdf&type=application/pdf&sendcontent=true)

www.geo.de/wissen/gesundheit/20894-bstr-fotograf-laesst-teenager-ihre-bilder-selbst-bearbeiten-und-nennt-das (Reportage: „Selfie Harm" von Fotograf Rankin)

www.somatics.de (Prof. Dr. Schleip, Faszienforscher)

www.thaiyoga.de (Seite von Tobias Frank mit vielen Informationen rund um Thai Yoga)

www.netzwerk-beruehrung.de (unser Verein, der er sich zur Aufgabe gemacht hat, mehr Berührung in die Welt zu tragen)

www.spektrum.de/lexikon/biologie/harlow-versuche/30689 (Informationen zu Harry Harlow)

https://lexikon.stangl.eu/5541/hospitalismus/ (Onlinelexikon für Psychologie und Pädagogik, Informationen zur René Spitz und seiner Hospitalismusforschung)

www.abraham-maslow.de (Informationen zu Maslow und seiner Bedürfnispyramide)

www.lern-psychologie.de/kognitiv/piaget.htm (das Entwicklungsstufenmodell nach Piaget)

https://gedankenwelt.de/die-8-entwicklungsphasen-nach-erik-erikson/ (die Entwicklungsphasen nach Erikson, einfach erklärt) www.bindungstheorie.net (Informationen zur Bindungstheorie von Bowlby und Ainsworth, sowie den „Fremde-Situations-Test)

www.dasgehirn.info/denken/emotion/die-wurzeln-der-gefuehle (die Basisemotionen und die Forschung von Paul Ekman)

(abgerufen am 31. März 2019)

Filme

Alles steht Kopf (2015). Disney Pixar.

Bildnachweis

Bilder: © Stefan Gutmann

Models: Damian, Felicitas, Svenja, Charlotte, Maya, Mira, Michael und Louis

Covergestaltung & Layout: Anja Elsen

Umschlaggestaltung: Annika Naas

Lektorat: Dr. Irmgard Jaeger, Riccardo Rip

Satz: Guido Maetzing, www.mmedia-agentur.de

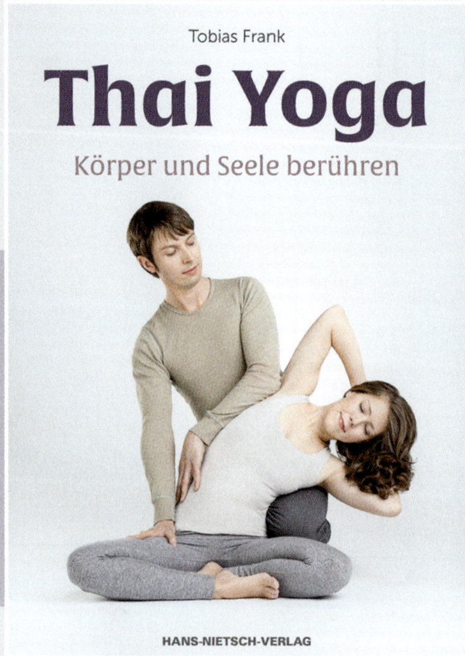
Tobias Frank
Thai Yoga
Körper und Seele berühren
HANS-NIETSCH-VERLAG

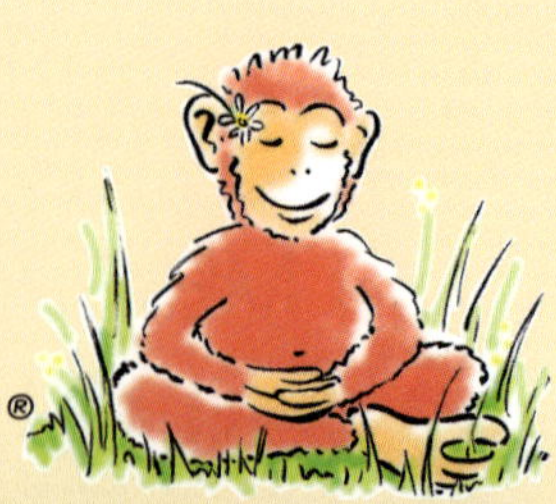

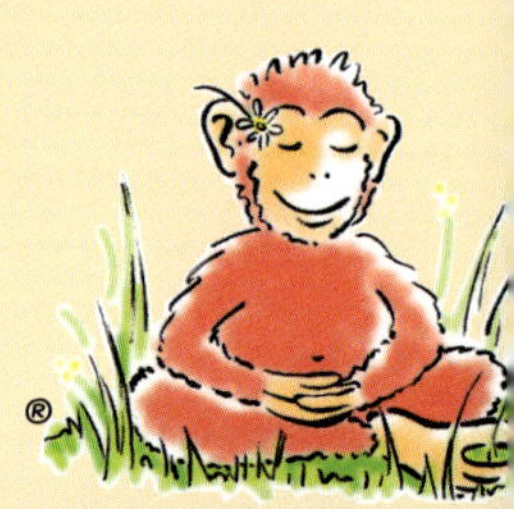

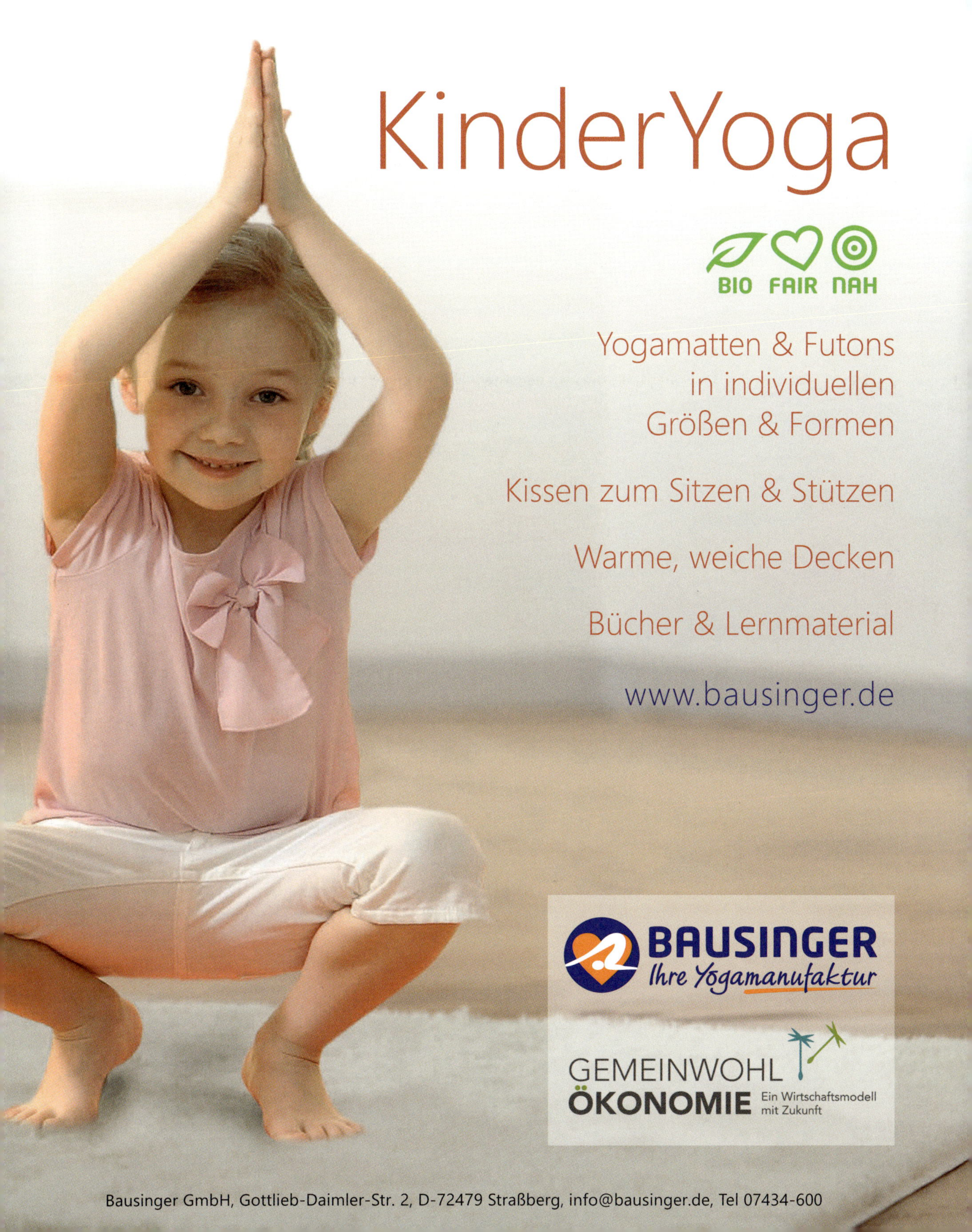
KinderYoga
BIO FAIR NAH
Yogamatten & Futons in individuellen Größen & Formen
Kissen zum Sitzen & Stützen
Warme, weiche Decken
Bücher & Lernmaterial
www.bausinger.de
BAUSINGER
Ihre Yogamanufaktur
GEMEINWOHL ÖKONOMIE
Ein Wirtschaftsmodell mit Zukunft
Bausinger GmbH, Gottlieb-Daimler-Str. 2, D-72479 Straßberg, info@bausinger.de, Tel 07434-600